山中伸弥　聞き手・緑 慎也

ふりがな付《つき》

山《やま》中《なか》伸《しん》弥《や》先《せん》生《せい》に、人《じん》生《せい》とiPS《アイピーエス》細《さい》胞《ぼう》について聞《き》いてみた

講談社＋α《プラスアルファ》新書

はじめに

iPS《アイピーエス》細胞《さいぼう》から作《つく》った心筋細胞《しんきんさいぼう》がドクッ、ドクッと波打《なみう》つ様子《ようす》をはじめて見《み》たときの衝撃《しょうげき》がぼくの脳裏《のうり》に焼《や》き付《つ》いています。もとは皮膚《ひふ》の細胞《さいぼう》だったのに、心臓《しんぞう》のように拍動《はくどう》していたのです。iPS《アイピーエス》細胞《さいぼう》から作《つく》られたさまざまな種類《しゅるい》の細胞《さいぼう》を見《み》ると、いまでも不思議《ふしぎ》な気持《きも》ちになります。

ぼくたちは二〇〇六年《ねん》にマウスのiPS《アイピーエス》細胞《さいぼう》、二〇〇七年《ねん》にはヒトのiPS《アイピーエス》細胞《さいぼう》の作製《さくせい》の成功《せいこう》を報告《ほうこく》しました。iPS《アイピーエス》細胞《さいぼう》は、日本語《にほんご》で、人工多能性幹細胞《じんこうたのうせいかんさいぼう》といいます。

iPS《アイピーエス》細胞《さいぼう》には、二つの大《おお》きな特徴《とくちょう》があります。一つは、高《たか》い増殖能力《ぞうしょくのうりょく》。はじめは一個《こ》でも、培養《ばいよう》すれば一〇個《こ》、一〇〇個《こ》、一〇〇〇個《こ》、一万個《まんこ》という具合《ぐあい》に、どんどん増《ふ》やせるのです。場所《ばしょ》とお金《かね》さえあれば、ほぼ無限《むげん》に増《ふ》やすこともできます。

もう一つの特徴《とくちょう》は、高《たか》い分化能力《ぶんかのうりょく》。iPS《アイピーエス》細胞《さいぼう》にさまざまな刺激《しげき》を与《あた》えることによって、筋肉《きんにく》、神経《しんけい》、心臓《しんぞう》、肝臓《かんぞう》など、二〇〇種類以上《しゅるいいじょう》ある体《からだ》の細胞《さいぼう》を作《つく》りだすことができるのです。

iPS細胞《アイピーエスさいぼう》は、体《からだ》のいろいろな細胞《さいぼう》から作《つく》ることができます。採取《さいしゅ》のしやすさからぼくたちがもっぱら利用《りよう》しているのは、皮膚《ひふ》や血液《けつえき》。皮膚《ひふ》の場合《ばあい》、鉛筆《えんぴつ》に似《に》た、先《さき》のとがった器《き》具《ぐ》を表面《ひょうめん》に押《お》し当《あ》ててクルッと回《まわ》すと、数《すう》ミリ程度《ていど》の皮膚《ひふ》をひとかけら採取《さいしゅ》できます。数《すう》分《ふん》で終《お》わる、かんたんな処置《しょち》です。

この皮膚片《ひふへん》を、直径《ちょっけい》一〇センチのプラスチック製培養皿《せいばいようざら》に貼《は》り付《つ》けて培養《ばいよう》すると、皮膚《ひふ》細胞《さいぼう》がどんどん生《は》えてきます。そして、二週間《しゅうかん》くらいで培養皿《ばいようざら》がいっぱいになります。しかし、皮膚細胞《ひふさいぼう》はそれ以上《いじょう》はあまり増《ふ》えません。また、いつまで待《ま》っても、皮膚細胞《ひふさいぼう》のまま変化《へんか》もしません。

ところが、ここに四つの遺伝子《いでんし》を入《い》れ、三、四週間培養《しゅうかんばいよう》すると、かつて皮膚《ひふ》だった細胞《さいぼう》は、まったく姿形《すがたかたち》を変《か》え、能力《のうりょく》も変《か》わってしまいます。iPS細胞《アイピーエスさいぼう》になるのです。

いま世界中《せかいじゅう》で何千人《なんぜんにん》もの研究者《けんきゅうしゃ》がiPS細胞《アイピーエスさいぼう》を使《つか》って、多方面《たほうめん》の研究開発《けんきゅうかいはつ》をおこなっています。その目的《もくてき》は「再生医療《さいせいいりょう》」と「創薬《そうやく》」の二つに大《おお》きく分《わ》けられます。

たとえば、心臓病《しんぞうびょう》を患《わずら》った五〇歳《さい》の患者《かんじゃ》さんがいるとします。この患者《かんじゃ》さんからほんの少《すこ》し皮膚《ひふ》の細胞《さいぼう》あるいは血液《けつえき》の細胞《さいぼう》をいただいてiPS細胞《アイピーエスさいぼう》を作《つく》り、心筋細胞《しんきんさいぼう》に分化《ぶんか》させさせます。この心筋細胞《しんきんさいぼう》は、五〇歳《さい》まで年《とし》を取《と》った心筋細胞《しんきんさいぼう》ではなく、ゼロ歳《さい》の生《う》まれたての心筋《しんきん》細胞《さいぼう》に近《ちか》い状態《じょうたい》です。ｉＰＳ《アイピーエス》細胞《さいぼう》に変《か》えた時点《じてん》で、いったん細胞寿命《さいぼうじゅみょう》がリセットされ、赤《あか》ちゃん時代《じだい》の細胞《さいぼう》の状態《じょうたい》に戻《もど》るのです。

このようにｉＰＳ《アイピーエス》細胞《さいぼう》技術《ぎじゅつ》を使《つか》えば、病気《びょうき》になる前《まえ》の元気《げんき》な心筋細胞《しんきんさいぼう》を大量《たいりょう》に作《つく》りだすことができます。これを患者《かんじゃ》さんに移植《いしょく》することによって心臓《しんぞう》の機能《きのう》を回復《かいふく》できるのではないか。このような治療法《ちりょうほう》が、ｉＰＳ《アイピーエス》細胞《さいぼう》による再生医療《さいせいいりょう》として期待《きたい》されています。

また、ｉＰＳ《アイピーエス》細胞《さいぼう》から作《つく》りだしたさまざまな種類《しゅるい》の細胞《さいぼう》の培養《ばいよう》をつづければ、体内《たいない》で進《すす》んだ病気《びょうき》の過程《かてい》を、体外《たいがい》で再現《さいげん》できる可能性《かのうせい》があります。病気《びょうき》になる前後《ぜんご》、細胞《さいぼう》に何《なに》が起《お》こるのか。それがわかれば病気《びょうき》の仕組《しく》みに対《たい》する理解《りかい》が深《ふか》まり、有効《ゆうこう》な薬《くすり》を探《さぐ》る大《おお》きな手《て》がかりにもなる。毒性《どくせい》や副作用《ふくさよう》を事前《じぜん》に調《しら》べる手段《しゅだん》としても使《つか》えます。

このようにｉＰＳ《アイピーエス》細胞《さいぼう》には大《おお》きな可能性《かのうせい》があります。早《はや》く患者《かんじゃ》さんのもとに届《とど》けたいという思《おも》いを胸《むね》に、ぼくたちは研究《けんきゅう》に励《はげ》んでいますし、日本《にほん》で生《う》まれた技術《ぎじゅつ》だからこそ日本《にほん》が世界《せかい》をリードすべきとも思《おも》っています。

ｉＰＳ《アイピーエス》細胞《さいぼう》は多《おお》くの人《ひと》の努力《どりょく》の結晶《けっしょう》として生《う》まれました。マラソンというよりは駅伝《えきでん》に近《ちか》いといったほうがよいと思《おも》います。最初《さいしょ》は自分《じぶん》で走《はし》り始《はじ》めましたが、途中《とちゅう》からは私《わたし》はコーチになりました。徳澤佳美《とくざわよしみ》さんや一阪朋子《いちさかともこ》さんをはじめとして多《おお》くの学生《がくせい》さんや技術員《ぎじゅついん》の人《ひと》たちがタスキをつないでくれて、ｉＰＳ《アイピーエス》細胞樹立《さいぼうじゅりつ》という最初《さいしょ》のゴールを高橋和利君《たかはしかずとしくん》が切《き》ってくれました。いまは、ｉＰＳ《アイピーエス》細胞《さいぼう》の臨床応用《りんしょうおうよう》という新《あら》たなゴールに向《む》けてみんなが頑張《がんば》ってくれています。高橋君《たかはしくん》、一阪《いちさか》さん、沖田圭介君《おきたけいすけくん》、中川誠人君《なかがわまさとくん》という古《ふる》くからの研究室《けんきゅうしつ》メンバーがいまだに活躍《かつやく》してくれていますし、多《おお》くの新《あたら》しい研究者《けんきゅうしゃ》が加《くわ》わってくれました。また知財《ちざい》（知的財産《ちてきざいさん》）、広報《こうほう》、事務《じむ》といった研究者《けんきゅうしゃ》を支援《しえん》していただいている多《おお》くの方々《かたがた》の協力《きょうりょく》も必要不可欠《ひつようふかけつ》です。

講演会《こうえんかい》やシンポジウムを通《つう》じて、ｉＰＳ《アイピーエス》細胞作製《さいぼうさくせい》の成功《せいこう》にいたる経緯《けいい》や、ｉＰＳ《アイピーエス》細胞研究《さいぼうけんきゅう》の現状《げんじょう》について、一般《いっぱん》の方々《かたがた》にお話《はな》しする機会《きかい》はしばしばあります。しかし、時間《じかん》の都合《つごう》もあり、ぼくの思《おも》いをすべて伝《つた》えられているわけではありません。そこで本書《ほんしょ》では、研究室《けんきゅうしつ》のメンバーや家族《かぞく》への感謝《かんしゃ》の気持《きも》ちや、これからなにを目標《もくひょう》にｉＰＳ《アイピーエス》細胞研究《さいぼうけんきゅう》を進《すす》めていこうとしているのか、率直《そっちょく》に語《かた》りたいと思《おも》います。

二〇一二年《ねん》九月《がつ》

山中伸弥《やまなかしんや》

目次《もくじ》

第《だい》2部《ぶ》　インタビュー

◉本文写真《ほんぶんしゃしん》　京都大学《きょうとだいがく》iPS《アイピーエス》細胞研究所《さいぼうけんきゅうじょ》・共同通信社《きょうどうつうしんしゃ》・山中伸弥《やまなかしんや》教授《きょうじゅ》提供《ていきょう》・科学技術振興機構《かがくぎじゅつしんこうきこう》・Gladstone Institutes・Jeff Miller/University of Wisconsin-Madison・奈良先端科学技術大学院大学《ならせんたんかがくぎじゅつだいがくいんだいがく》・毎日新聞社《まいにちしんぶんしゃ》・時事通信社《じじつうしんしゃ》・SCIENCE PHOTO LIBRARY/amanaimages・Cold Spring Harbor Laboratory・朝井豊《あさいゆたか》

◉本書《ほんしょ》は、二〇一二年《ねん》一〇月《がつ》に単行本《たんこうぼん》が刊行《かんこう》されました。

第《だい》1部《ぶ》 「iPS《アイピーエス》細胞《さいぼう》ができるまで」と「iPS《アイピーエス》細胞《さいぼう》にできること」

走《はし》り方《かた》が変《か》わった

二〇一一年《ねん》一〇月《がつ》三〇日《にち》に開催《かいさい》された大阪《おおさか》マラソンで約《やく》二〇年《ねん》ぶりに四二・一九五キロを走《はし》りました。参加者約《さんかしゃやく》二万《まん》九〇〇〇人中《にんちゅう》、順位《じゅんい》は中《なか》ほどで、タイムは四時間《じかん》二九分《ふん》五三秒《びょう》でした。

マラソンは頭《あたま》のスポーツだと本当《ほんとう》に思《おも》いましたね。速《はや》く走《はし》りたいという自分《じぶん》の気持《きも》ちをおさえて、まわりに惑《まど》わされずに走《はし》る。それがいかに大事《だいじ》か、年《とし》を取《と》ってわかった気《き》がします。

はじめてマラソンに挑戦《ちょうせん》したのは神戸《こうべ》大学医学部《だいがくいがくぶ》六回生《かいせい》のときで、そのころはいまよりずっと走力《そうりょく》があったので、三時間《じかん》の前半《ぜんはん》、うまくいけば三時間《じかん》を切《き》ってやろうというつもりで出場《しゅつじょう》しました。実際《じっさい》、最初《さいしょ》は三時間《じかん》を切《き》るペースでしたが、折《お》り返《かえ》し地点《ちてん》で体力《たいりょく》が尽《つ》き、後半《こうはん》は歩《ある》き歩《ある》きでなんとかゴール。四時間以上《じかんいじょう》かかった。悲惨《ひさん》でしたね。研修医《けんしゅうい》時代《だい》にも二回《かい》、フルマラソンを走《はし》りましたが、どれも失敗《しっぱい》レースでした。

当時《とうじ》とくらべ、いまのぼくの体力《たいりょく》はびっくりするくらい落《お》ちている。だから大阪《おおさか》マラソ

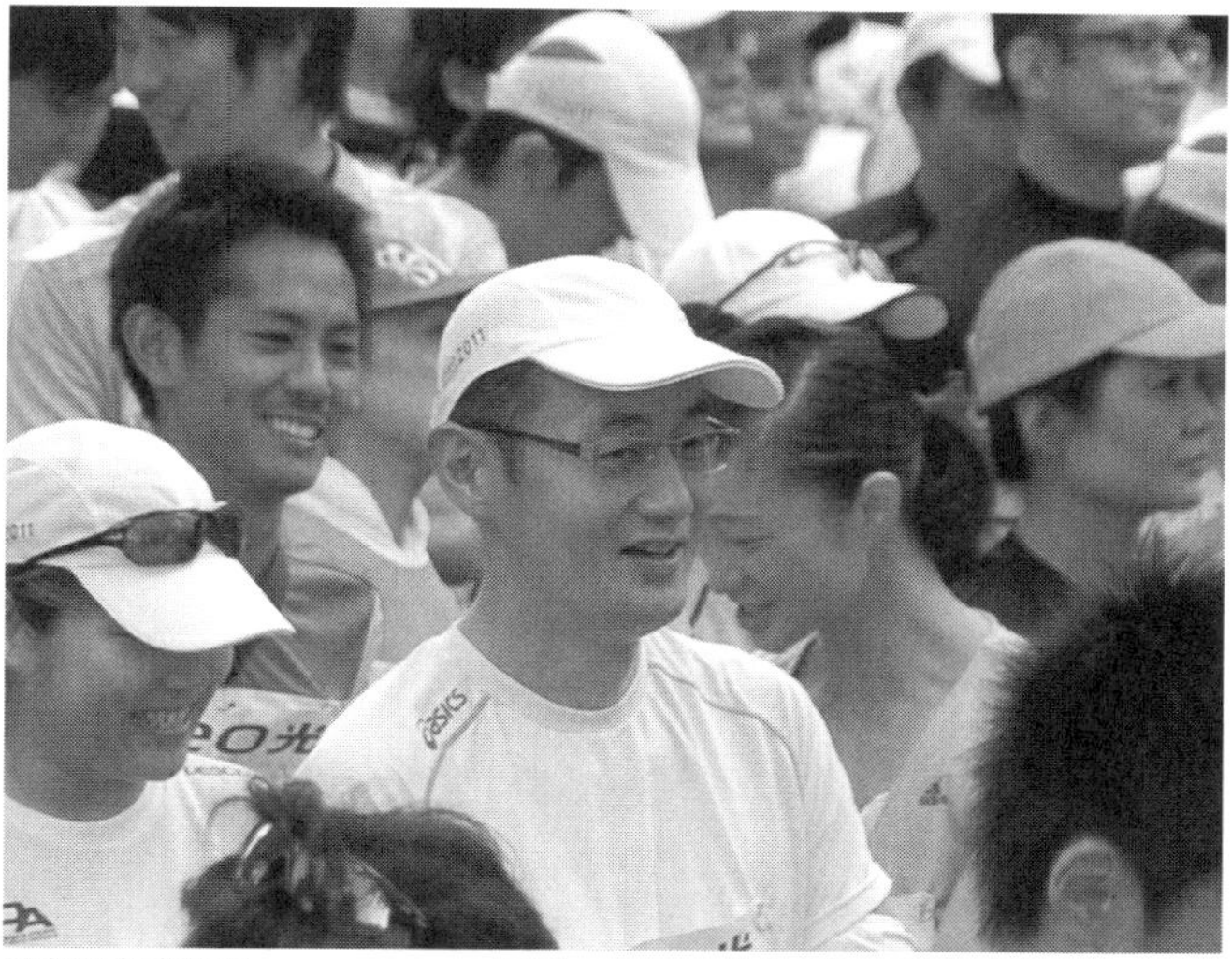

大阪城公園前《おおさかじょうこうえんまえ》でスタートの号砲《ごうほう》を待《ま》つ。研究所《けんきゅうじょ》の仲間《なかま》6人《にん》と「チームｉＰＳ《アイピーエス》『風《かぜ》』」を結成《けっせい》して参加《さんか》。全員《ぜんいん》が完走《かんそう》した

ンでは、昔《むかし》みたいに前半《ぜんはん》から飛《と》ばして後半《こうはん》にバテてしまうような無謀《むぼう》な走《はし》り方《かた》はせず、前半《ぜんはん》はペースをおさえてゆっくり走《はし》り、だんだんペースを上《あ》げていったんです。スタート時《じ》は後方《こうほう》集団《しゅうだん》にいましたが、一人《ひとり》、二人《ふたり》と抜《ぬ》いていって、ゴールするまでに一万人《まんにん》以上《いじょう》、抜《ぬ》いたでしょうか。気持《きも》ちよかったですね。結局《けっきょく》、二〇代《だい》と変《か》わらない記録《きろく》を出《だ》せました。レベルの低《ひく》い記録《きろく》なので、偉《えら》そうなことはいえませんが、これまでの人生経験《じんせいけいけん》があったからこそ、冷静《れいせい》な走《はし》り方《かた》ができたと思《おも》うんです。

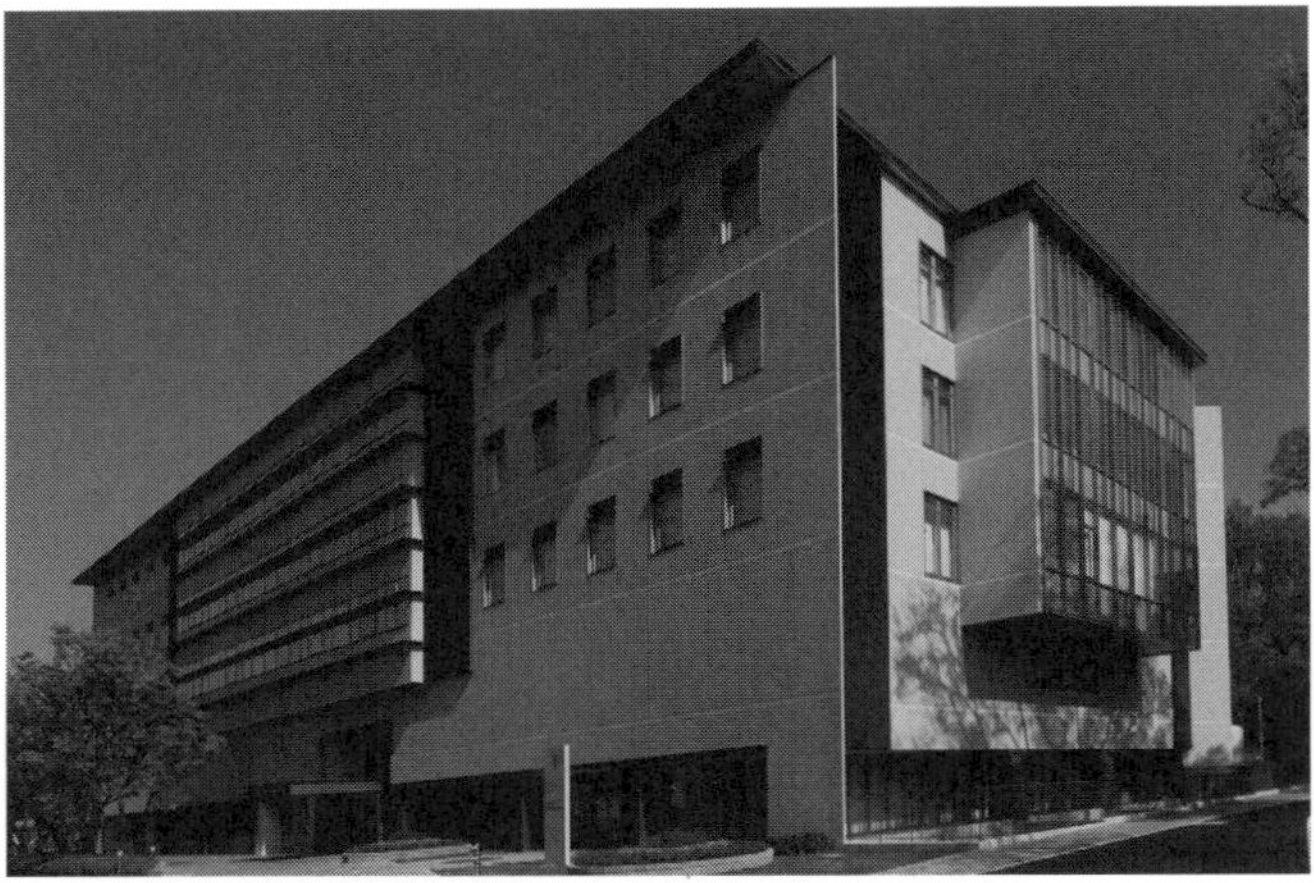

京都《きょうと》大学《だいがく》iPS《アイピーエス》細胞《さいぼう》研究所《けんきゅうじょ》CiRA《サイラ》。CiRA《サイラ》はCenter for iPS Cell Research and Applicationの略《りゃく》。設立《せつりつ》は2010年《ねん》4月《がつ》。山中《やまなか》さんが所長《しょちょう》を務《つと》める。世界《せかい》初《はつ》のiPS《アイピーエス》細胞《さいぼう》に特化《とっか》した研究所《けんきゅうじょ》。教職員《きょうしょくいん》の数《かず》は2016年《ねん》3月《がつついたち》1日《》現在《げんざい》で約《やく》440人《にん》

ふだんは昼休《ひるやす》みに研究所《けんきゅうじょ》（CiRA《サイラ》＝京都大学《きょうとだいがく》iPS《アイピーエス》細胞研究所《さいぼうけんきゅうじょ》）付近《ふきん》を流《なが》れる鴨川《かもがわ》に沿《そ》って走《はし》っています。大阪《おおさか》に自宅《じたく》があるので、週末《しゅうまつ》は大阪城《おおさかじょう》のまわり、東京《とうきょう》に出《しゅっ》張《ちょう》したときは皇居《こうきょ》のまわりを走《はし》る。ジムに行《い》って筋力《きんりょく》トレーニングやボクササイズもします。仕事《しごと》だけしていると、効率《こうりつ》が悪《わる》くなると思《おも》います。飽《あ》きて集中力《しゅうちゅうりょく》が落《お》ちますから。ときどき仕事《しごと》とはまったく関係《かんけい》ないことに没頭《ぼっとう》したほうが気分転換《きぶんてんかん》になるんですよ。

走《はし》っている間《あいだ》、ランニング・ハイ

の状態《じょうたい》になって夢心地《ゆめごこち》のときも、「しんどい、しんどい」と苦《くる》しいときもありますが、ほとんど何《なに》も考《かんが》えていません。少《すく》なくとも研究《けんきゅう》のことは考《かんが》えない。ランニング中《ちゅう》に、いいアイデアが浮《う》かぶという人《ひと》もいるかもしれませんが、ぼくはなるべく頭《あたま》を真《ま》っ白《しろ》にして、ボーッと景色《けしき》を眺《なが》めながら走《はし》るのが好《す》きなんです。

二〇一二年《ねん》三月《がつ》一一日《にち》には、京都《きょうと》マラソンにも出場《しゅつじょう》しました。記録《きろく》は四時間《じかん》三分《ぷん》一九秒《びょう》。二〇代《だい》の自分《じぶん》のベスト記録《きろく》を大幅《おおはば》に更新《こうしん》することができました。前半《ぜんはん》はおさえめのペースで走《はし》って、最後《さいご》の一〇キロを全力疾走《ぜんりょくしっそう》したのが功《こう》を奏《そう》しました。東日本大震災《ひがしにほんだいしんさい》から一年《ねん》という節目《ふしめ》の日《ひ》、持《も》てる力《ちから》をふりしぼって思《おも》いっきり走《はし》りました。

研究《けんきゅう》は多《おお》くの人《ひと》がタスキをつなぐ駅伝《えきでん》のようなものです。マラソンと同《おな》じようにペース配分《はいぶん》が大事《だいじ》だと考《かんが》えています。ｉＰＳ細胞《アイピーエスさいぼう》*は大《おお》きな可能性《かのうせい》を持《も》っていますが、実際《じっさい》に医療《いりょう》現場《げんば》で使用《しよう》されるまでには、解決《かいけつ》しなくてはならない課題《かだい》がいくつもあります。勇《いさ》み足《あし》で、

*ｉＰＳ細胞《アイピーエスさいぼう》
人工多能性幹細胞《じんこうたのうせいかんさいぼう》とも呼《よ》ばれる。ｉＰＳ細胞《さいぼう》とは英語《えいご》でInduced Pluripotent Stem Cellsの略《りゃく》。様々《さまざま》な組織《そしき》や臓器《ぞうき》の細胞《さいぼう》に変化《へんか》する能力《のうりょく》を持《も》つ、人工的《じんこうてき》に作《つく》られた多能性幹細胞《たのうせいかんさいぼう》。

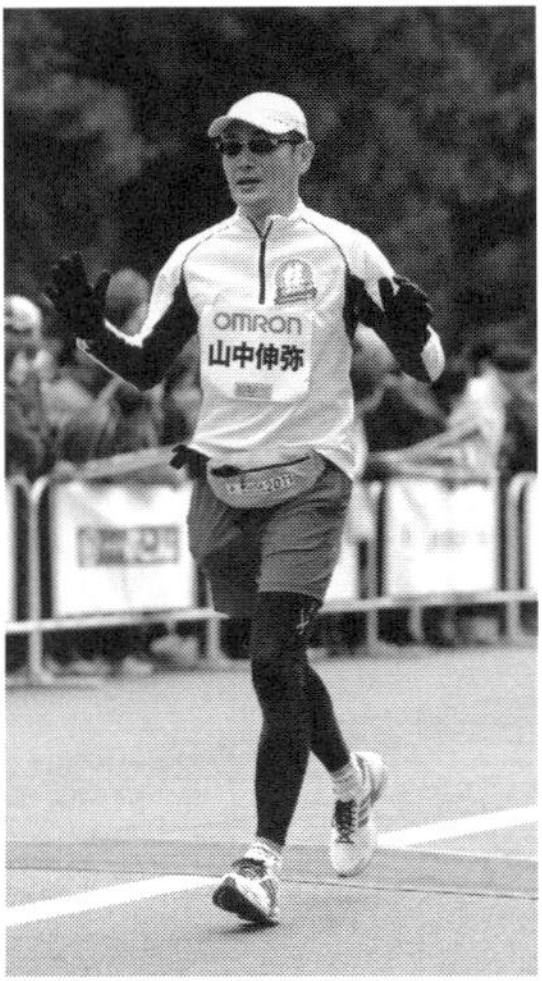

平安神宮前《へいあんじんぐうまえ》で、軽《かる》く両手《りょうて》を挙《あ》げてゴール

未熟《みじゅく》な技術《ぎじゅつ》のまま患者《かんじゃ》さんに使用《しよう》して、問題《もんだい》が起《お》こってしまっては元《もと》も子《こ》もありません。

焦《あせ》る気持《きも》ちをおさえて慎重《しんちょう》に、しかも着実《ちゃくじつ》に課題《かだい》を乗《の》りこえていくこと。結局《けっきょく》は、それが、いちばん早《はや》くゴールにたどりつく道《みち》だと思《おも》うんです。誰《だれ》か一人《ひとり》だけが速《はや》くてもダメです。全員《ぜんいん》がバテずに最後《さいご》まで走《はし》りつづけるのが、ぼくたちの使命《しめい》です。

医師《いし》を志《こころざ》す

父《ちち》は、ミシンに使《つか》われる部品《ぶひん》を製造《せいぞう》する町工場《まちこうば》を経営《けいえい》していました。母親《ははおや》も工場《こうば》を手伝《てつだ》っていました。当時《とうじ》はありがたさがわかりませんでしたが、両親《りょうしん》は必死《ひっし》で働《はたら》いて、ぼくに好《す》きなことをさせてくれました。七つ離《はな》れた姉《あね》は、ぼくを子《こ》どものようにかわいがってくれました。

父《ちち》の作《つく》る部品《ぶひん》はとても小《ちい》さなものでしたが、その良《よ》し悪《あ》しで、ミシンの効率《こうりつ》がずいぶん変《か》わったようです。父《ちち》は技術者《ぎじゅつしゃ》でもあり、部品《ぶひん》をヤスリで削《けず》ったり、新製品《しんせいひん》をデザインしたりしていました。そんな父《ちち》の姿《すがた》を見《み》て育《そだ》ったせいか、ぼくはいまでも自分《じぶん》のことを科学者《かがくしゃ》的《てき》な要素《ようそ》よりも技術者的《ぎじゅつしゃてき》な要素《ようそ》の強《つよ》い人間《にんげん》だと思《おも》っています。

子《こ》どものころは、時計《とけい》やラジオの分解《ぶんかい》もよくやっていました。分解《ぶんかい》した後《あと》、元《もと》に戻《もど》せなくて、母親《ははおや》に叱《しか》られ、それでも懲《こ》りずにまた分解《ぶんかい》しては怒《おこ》られる。小学何年《しょうがくなんねん》のときだったか、子《こ》ども向《む》け科学雑誌《かがくざっし》の付録《ふろく》としてついていた実験道具《じっけんどうぐ》でアルコールランプの実験《じっけん》をしていてランプを倒《たお》し、こたつの上《うえ》を火《ひ》の海《うみ》にしたときは母《はは》に激怒《げきど》されました。

中学《ちゅうがく》、高校時代《こうこうじだい》、よく読《よ》んでいたのはSF小説《エスエフしょうせつ》です。『宇宙英雄《うちゅうえいゆう》ペリー・ローダン』シリーズ＊（早川書房《はやかわしょぼう》）が好《す》きでしたね。ドイツで複数《ふくすう》の作家《さっか》が交代《こうたい》しながら書《か》きつなぐ共同《きょうどう》執筆体制《しっぴつたいせい》をとり、毎週《まいしゅう》一話《わ》という驚異的《きょういてき》なペースで刊行《かんこう》されていました。日本語版《にほんごばん》は一人《ひとり》で翻訳《ほんやく》されていたので、当然《とうぜん》ながら原著《げんちょ》の刊行《かんこう》ペースに追《お》いつけませんでしたが、ぼくは続《ぞく》編《へん》が出《で》るたびに読《よ》んでいました。時間《じかん》を見《み》つけて続《つづ》きを読《よ》んでみたいですね。

ほかに星新一《ほししんいち》さんのショートショートも、意外《いがい》な結末《けつまつ》が面白《おもしろ》くて、読《よ》みふけっていました。星新一《ほししんいち》さんだったか、他《ほか》の作家《さっか》の作品《さくひん》だったか定《さだ》かではないのですが、印象《いんしょう》に残《のこ》っている小説《しょうせつ》があります。ずいぶん昔《むかし》に読《よ》んだので正確《せいかく》ではないかもしれませんが、その物語《ものがたり》の主人公《しゅじんこう》は発明家《はつめいか》で、病気《びょうき》で全身《ぜんしん》が麻痺《まひ》し、誰《だれ》とも意思《いし》の疎通《そつう》ができなくなってしまった患者《かんじゃ》と家族《かぞく》のために、意思伝達装置《いしでんたつそうち》を開発《かいはつ》しました。患者《かんじゃ》にも家族《かぞく》にも喜《よろこ》んでもらえると思《おも》って、首尾《しゅび》よくそれを取《と》り付《つ》けたところ、患者《かんじゃ》が発《はっ》した言葉《ことば》が、「治療《ちりょう》を止《と》めてほしい」という願《ねが》いだったのです。

後《のち》にALS《エーエルエス》（筋萎縮性側索硬化症《きんいしゅくせいそくさくこうかしょう》）＊という病気《びょうき》があることを知《し》ったとき、この小説《しょうせつ》を思《おも》い出《だ》したんです。ALS《エーエルエス》は、意識《いしき》は正常《せいじょう》のままですが、全身《ぜんしん》の筋肉《きんにく》がだんだん衰《おとろ》えていくという難病《なんびょう》。いまも原因《げんいん》がわからず、有効《ゆうこう》な治療法《ちりょうほう》もありません。病気《びょうき》が進行《しんこう》すると、外界《がいかい》とコミュニケーションをとるのが非常《ひじょう》に難《むずか》しくなってしまいます。その点《てん》、ALS《エーエルエス》の患者《かんじゃ》さんとこの小説《しょうせつ》に登場《とうじょう》する患者《かんじゃ》の置《お》かれた状況《じょうきょう》は似《に》ている。いまぼくらの研究所《けんきゅうじょ》をはじめさまざまな研究機関《けんきゅうきかん》で、iPS細胞《アイピーエスさいぼう》を使《つか》ってALS《エーエルエス》の解明《かいめい》、治療法開発《ちりょうほうかいはつ》に向《む》けて研究《けんきゅう》が進《すす》められています。あの小説《しょうせつ》を読《よ》んだときにはALS《エーエルエス》のことはまったく知《し》らなかったのに、いま自分《じぶん》たちがその研究《けんきゅう》をしていると思《おも》うと、不思議《ふしぎ》な気持《きも》ちになります。

中学生《ちゅうがくせい》のころから、父《ちち》に「医者《いしゃ》になれ」とよくいわれるようになりました。町工場《まちこうば》の経《けい》営《えい》はそのときどきの景気《けいき》に左右《さゆう》されがちで、父《ちち》の工場《こうば》も、浮《う》き沈《しず》みが激《はげ》しかった。引《ひ》っ越《こ》しも何度《なんど》もしました。お洒落《しゃれ》な住宅街《じゅうたくがい》に住《す》んでいたこともあれば、東大阪《ひがしおおさか》の工場《こうば》の二階《かい》に住《す》んでいたこともあります。父《ちち》はきっと、こんなしんどい仕事《しごと》を息子《むすこ》に継《つ》がせたくないと考《かんが》えたんだと思《おも》います。

＊『宇宙英雄《うちゅうえいゆう》ペリー・ローダン』シリーズ（早川書房《はやかわしょぼう》）
いまなお刊行《かんこう》をつづける、SF《エスエフ》としては世界最長《せかいさいちょう》のスペースオペラ。「ペリー・ローダンとその仲間《なかま》たちを中心《ちゅうしん》に、人類《じんるい》が宇宙《うちゅう》に進出《しんしゅつ》、やがて大星間帝国《だいせいかんていこく》を築《きず》き、数奇《すうき》な運命《うんめい》にたちむかっていく歴史《れきし》をつづる、壮大《そうだい》な冒険譚《ぼうけんたん》」（『ローダン・ハンドブック』早川書房《はやかわしょぼう》）。物語《ものがたり》の中《なか》で、ローダンらは細胞《さいぼう》シャワーという技術《ぎじゅつ》や細胞活性装置《さいぼうかっせいそうち》を使《つか》って、不老不死《ふろうふし》となり、数千年《すうせんねん》に及《およ》ぶ冒険《ぼうけん》をつづける。細胞《さいぼう》シャワーは、「一回《かい》の照射《しょうしゃ》で六二年間《ねんかん》、細胞《さいぼう》を更新《こうしん》・活性化《かっせいか》」する技術《ぎじゅつ》で、細胞活性装《さいぼうかっせいそう》置《ち》は、「遺伝子《いでんし》を永遠《えいえん》に活性化《かっせいか》しつづけると同時《どうじ》に疲労物質《ひろうぶっしつ》や毒素《どくそ》の蓄積《ちくせき》をふせぐ装置《そうち》」（前掲書《ぜんけいしょ》）。細胞《さいぼう》を若返《わかがえ》らせるという点《てん》で、iPS細胞《アイピーエスさいぼう》の作製技術《さくせいぎじゅつ》に共通《きょうつう》しているのが興味深《きょうみぶか》い。

＊ALS《エーエルエス》（筋萎縮性側索硬化症《きんいしゅくせいそくさくこうかしょう》）
筋肉《きんにく》を動《うご》かす指令《しれい》を伝《つた》える、運動神経《うんどうしんけい》が障害《しょうがい》を受《う》け、全身《ぜんしん》の筋肉《きんにく》が次第《しだい》に痩《や》せて動《うご》かせなくなる病気《びょうき》。筋肉《きんにく》は衰《おとろ》えるものの、感覚《かんかく》や知能《ちのう》、視力《しりょく》、聴力《ちょうりょく》、内臓機能《ないぞうきのう》などはすべて保《たも》たれる。新《あら》たに発症《はっしょう》する割合《わりあい》は一〇万人《まんにん》あたり約《やく》一～二・五人《にん》で、国《くに》の難病《なんびょう》に指定《してい》されている。

ぼくは、数学《すうがく》と物理《ぶつり》が好《す》きな科学少年《かがくしょうねん》でした。SF小説《エスエフしょうせつ》もよく読《よ》んでいたし、機械《きかい》いじりも好《す》きだった。『地球《ちきゅう》の科学《かがく》　大陸《たいりく》は移動《いどう》する』（竹内均《たけうちひとし》・上田誠也《うえだせいや》）など、NHK《エヌエイチケイ》ブックスで出《で》ていた科学《かがく》モノのシリーズはどれも面白《おもしろ》くて、こんなにすごい世界《せかい》があるのかと興奮《こうふん》して読《よ》んでいたくらいですから、研究者《けんきゅうしゃ》へのあこがれも人一倍強《ひといちばいつよ》かった。そんな頃《ころ》、徳田虎雄先生《とくだとらおせんせい》が患者本位《かんじゃほんい》の医療《いりょう》を目指《めざ》した新《あたら》しい仕組《しく》みの病院《びょういん》を作《つく》られました。徳田先《とくだせん》生《せい》の著書《ちょしょ》や、同病院《どうびょういん》の医師《いし》で骨肉腫《こつにくしゅ》で亡《な》くなられた先生《せんせい》の著書《ちょしょ》に影響《えいきょう》を受《う》け、医師《いし》を志《こころざ》すようになりました。しかし、その後《あと》も、進学希望先《しんがくきぼうさき》を理学部《りがくぶ》に選《えら》んだ同級生《どうきゅうせい》たちがうらやましいという気持《きも》ちも心《こころ》のどこかにありました。

勝敗《しょうはい》より大切《たいせつ》なこと

数学《すうがく》や理科《りか》の勉強《べんきょう》は大好《だいす》きでした。でも、勉強《べんきょう》ばかりしていたわけではありません。生徒会《せいとかい》の活動《かつどう》や、文化祭《ぶんかさい》ではバンドを組《く》んでステージで演奏《えんそう》もしました。バンド名《めい》は「枯《かれ》山水《さんすい》」。ぼくはギター兼《けん》ボーカルで、「かぐや姫《ひめ》」というフォークグループの曲《きょく》をカバーして歌《うた》いました。

ぼくが通《かよ》っていた大阪《おおさか》教育《きょういく》大学《だいがく》附属《ふぞく》高等学校《こうとうがっこう》天王寺《てんのうじ》校舎《こうしゃ》の先生《せんせい》は生徒《せいと》たちによく「スーパーマン*になれ」といっていました。勉強《べんきょう》は大事《だいじ》だけど、それだけじゃダメだぞというメッセージだったと思《おも》います。

高校時代《こうこうじだい》、ぼくがいちばん力《ちから》を入《い》れていたのは柔道《じゅうどう》です。柔道《じゅうどう》をはじめたのは、中学生《ちゅうがくせい》のときに父《ちち》から「そんなヘナヘナの体《からだ》じゃ、あかん。柔道《じゅうどう》でもせえ」といわれたからでした。そのころのぼくは細身《ほそみ》で、弱々《よわよわ》しい体《からだ》つきだったんです。しかし柔道部《じゅうどうぶ》で日々《ひび》、練習《れんしゅう》に明《あ》け暮《く》れ、中《ちゅう》三で初段《しょだん》、高《こう》二で二段《だん》に昇段《しょうだん》しました。

高《こう》三の大阪府《おおさかふ》高校《こうこう》柔道《じゅうどう》選手権《せんしゅけん》大会《たいかい》。ぼくらは四地区《ちく》に分《わ》かれて戦《たたか》う団体戦《だんたいせん》でベスト4《フォー》まで勝《か》ち進《すす》みました。準決勝《じゅんけっしょう》で、常勝《じょうしょう》の強豪校《きょうごうこう》に当《あ》たって敗退《はいたい》。ぼくら団体戦《だんたいせん》出場《しゅつじょう》メンバーの五人《にん》は、対戦後《たいせんご》、お互《たが》い口《くち》がきけないほどクタクタに疲《つか》れて家《いえ》に帰《かえ》りました。し

＊スーパーマン
一九三八年《ねん》にアメリカのコミック作品《さくひん》に登場《とうじょう》したヒーロー。その後《ご》、スーパーマンを主役《しゅやく》としたコミック、アニメ、映画《えいが》、ドラマなど数多《かずおお》くの作品《さくひん》が作《つく》られた。一九七八年《ねん》に映画化《えいがか》された際《さい》には、スーパーマンをクリストファー・リーヴが演《えん》じた。

かし進学校《しんがくこう》の戦績《せんせき》としては満足《まんぞく》できるものでした。

　団体戦翌日《だんたいせんよくじつ》は個人戦《こじんせん》がありました。しかし出場《しゅつじょう》予定《よてい》のなかったぼくはチームメートの応援《おうえん》に行《い》かなかった。ぐったりして家《いえ》で寝《ね》ていたのです。

　団体戦《だんたいせん》がおこなわれたのが土曜日《どようび》、個人戦《こじんせん》は日曜日《にちようび》です。月曜日《げつようび》、登校《とうこう》すると、個人戦《こじんせん》の応援《おうえん》に行《い》かなかったぼくら部員《ぶいん》は、柔道部顧問《じゅうどうぶこもん》の先生《せんせい》に呼《よ》びつけられ、烈火《れっか》のごとく怒《おこ》られました。「友《とも》だちの応援《おうえん》に来《こ》ないなんて考《かんが》えられへん。お前《まえ》らが団体戦《だんたいせん》でがんばったことはどうでもいい。そんなことのために柔道《じゅうどう》を教《おし》えてきたんとちゃう」と。いま思《おも》い出《だ》しても恥《は》ずかしいことをしたと思《おも》います。

　高三《こう》の夏《なつ》が終《お》わっていよいよ受験勉強《じゅけんべんきょう》に本腰《ほんごし》を入《い》れなければならなかったのですが、一年《ねん》くらい浪人《ろうにん》してもいいだろうと高《たか》をくくって、悠々《ゆうゆう》と過《す》ごしていました。ところが、二学期《がっき》のはじめ、父《ちち》から衝撃《しょうげき》の事実《じじつ》が告《つ》げられます。当時住《とうじす》んでいた奈良《なら》の住《す》まいを売却《ばいきゃく》し、東大阪《ひがしおおさか》の工場《こうば》の二階《かい》に引《ひ》っ越《こ》すというのです。父《ちち》は詳《くわ》しくはいいませんでしたが、工場《こうば》の経営《けいえい》が思《おも》わしくないことくらいわかります。浪人《ろうにん》なんかしている余裕《よゆう》はないと思《おも》い、現役合格《げんえきごうかく》に狙《ねら》いを定《さだ》め、猛勉強《もうべんきょう》をはじめました。

神戸《こうべ》大学《だいがく》医学部《いがくぶ》へ

一九八一年《ねん》、神戸《こうべ》大学《だいがく》医学部《いがくぶ》に進学《しんがく》しました。医学部《いがくぶ》時代《じだい》は、しょっちゅう講義《こうぎ》をサボりましたが、唯一《ゆいいつ》、まじめに出席《しゅっせき》した科目《かもく》が、整形外科《せいけいげか》です。整形外科《せいけいげか》の授業《じゅぎょう》だけはいちばん前《まえ》の席《せき》に座《すわ》って聴講《ちょうこう》しました。

中学《ちゅうがく》、高校《こうこう》で柔道《じゅうどう》、大学《だいがく》で柔道《じゅうどう》とラグビーをやっていたので、骨折《こっせつ》することがしばしばありました。年《ねん》に一回《かい》くらいのペースです。

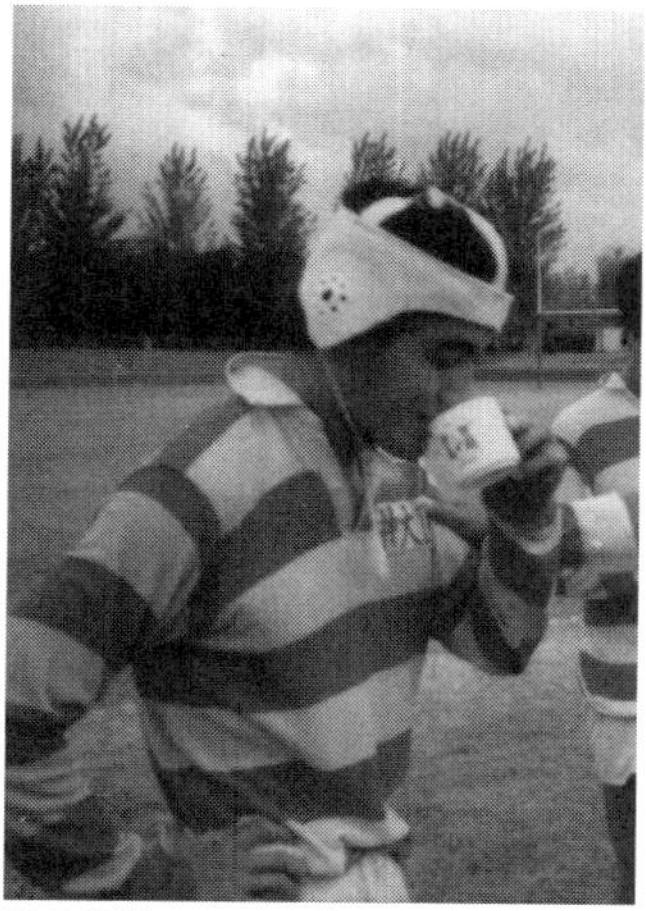

神戸《こうべ》大学《だいがく》ラグビー部《ぶ》にて

人生《じんせい》でどれくらい骨折《こっせつ》したことがあるか数《かぞ》えてみたのですが、途中《とちゅう》で嫌《いや》になってあきらめました。中《ちゅう》・高《こう》・大《だい》で少《すく》なくとも一〇回《かい》以上《いじょう》、骨折《こっせつ》しています。二〇一一年《ねん》にも、ジムでトレーニング中《ちゅう》、足《あし》の小指《こゆび》にバーベルを落《お》として骨折《こっせつ》。小指《こゆび》が二倍《ばい》に腫《は》れ上《あ》がりました。よっぽど鈍《どん》くさいんでしょうね。

中学時代《ちゅうがくじだい》から骨折《こっせつ》するたびに整形外科《せいけいげか》に

通《かよ》っていました。だから整形外科《せいけいげか》の先生《せんせい》が、ぼくにとっていちばん慣《な》れ親《した》しんだお医者《いしゃ》さんだったわけです。自然《しぜん》と、自分《じぶん》もいつか整形外科医《せいけいげかい》、それもスポーツ外傷《がいしょう》を診察《しんさつ》する整形《せいけい》外科医《げかい》になりたいと考《かんが》えるようになっていました。

ただ、もともと研究者《けんきゅうしゃ》に対《たい》するあこがれもあったので、基礎医学《きそいがく》に進《すす》みたいという気持《きも》ちも強《つよ》くありました。実際《じっさい》に患者《かんじゃ》さんの治療《ちりょう》をおこなう臨床医学《りんしょういがく》に対《たい》し、病気《びょうき》の根本的《こんぽんてき》な原因《げんいん》を解明《かいめい》し、治療法《ちりょうほう》を探《さぐ》るのが基礎医学《きそいがく》です。基礎医学《きそいがく》には、解剖学《かいぼうがく》、生理学《せいりがく》、病理《びょうり》学《がく》、薬理学《やくりがく》、法医学《ほういがく》などが含《ふく》まれています。

基礎医学《きそいがく》に魅力《みりょく》を感《かん》じたきっかけもありました。医学部時代《いがくぶじだい》、法医学教室《ほういがくきょうしつ》に三ヵ月《げつ》通《かよ》って解剖《かいぼう》をたくさん実習《じっしゅう》させてもらったことです。その法医学教室《ほういがくきょうしつ》では血中《けっちゅう》アルコール濃《のう》度《ど》を測《はか》るなどの実験《じっけん》からアルコール代謝《たいしゃ》の研究《けんきゅう》がおこなわれており、興味《きょうみ》を引《ひ》かれました。また、循環器《じゅんかんき》にも食指《しょくし》が動《うご》きました。医学部生《いがくぶせい》は卒業時《そつぎょうじ》、基礎医学《きそいがく》に進《すす》むのか、臨《りん》床医《しょうい》になるのか、臨床医《りんしょうい》ならどの診療科《しんりょうか》に進《すす》むのか決《き》めなければなりません。ぼくは整《せい》形外科《けいげか》、循環器科《じゅんかんきか》、基礎医学《きそいがく》の三つの選択肢《せんたくし》の中《なか》からどこを選《えら》ぶか、かなり迷《まよ》いました。

しかし、基礎医学《きそいがく》にはまわりの人《ひと》たちからの反対《はんたい》が強《つよ》く、結局《けっきょく》、整形外科《せいけいげか》の臨床医《りんしょうい》になる道《みち》を選《えら》んだのです。そのときは、まさか自分《じぶん》がいまのような基礎医学《きそいがく》の研究《けんきゅう》をすることになるとは夢《ゆめ》にも思《おも》わなかったですね。

ジャマナカ

ぼくの好《す》きな言葉《ことば》の一つに「人間万事塞翁《じんかんばんじさいおう》が馬《うま》」があります。

昔《むかし》、中国《ちゅうごく》に住《す》んでいた塞翁《さいおう》というおじいさんの馬《うま》が逃《に》げ出《だ》します。近所《きんじょ》の人《ひと》が気《き》の毒《どく》がってなぐさめると、おじいさんは平然《へいぜん》として「これが幸福《こうふく》のもとになるかもしれん」といいます。しばらくすると以前《いぜん》逃《に》げた馬《うま》が、名馬《めいば》をたくさん引《ひ》き連《つ》れて戻《もど》ってきました。近所《きんじょ》の人《ひと》から「おめでとう」と祝《いわ》いの言葉《ことば》をもらったおじいさんですが、今度《こんど》は「これが禍《わざわい》のもとになるかもしれん」といいます。すると今度《こんど》は、馬《うま》に乗《の》っていたおじいさんの自慢《じまん》の息子《むすこ》が落馬《らくば》して骨折《こっせつ》し、足《あし》に障害《しょうがい》が残《のこ》ってしまいます。さぞやおじいさんが嘆《なげ》き悲《かな》しんでいるだろうと近所《きんじょ》の人《ひと》が見舞《みま》いに行《い》くと、おじいさんはやはり平然《へいぜん》として「これが幸福《こうふく》のもとになるかもしれん」といいます。その翌年《よくとし》、隣国《りんごく》との戦争《せんそう》がはじまりました。国《くに》の若者《わかもの》は戦闘《せんとう》に駆《か》り出《だ》され、ほとんど亡《な》くなってしまいますが、塞翁《さいおう》の息子《むすこ》は足《あし》の障害《しょうがい》のため兵役《へいえき》を免《まぬか》れ、戦死《せんし》せずに済《す》みました。人生《じんせい》における幸《こう》・不幸《ふこう》は予測《よそく》できないことをあらわす故事《こじ》です。

ぼくの人生《じんせい》も、まさに「人間万事塞翁《じんかんばんじさいおう》が馬《うま》」と思《おも》える出来事《できごと》の連続《れんぞく》です。それがスタートしたのが、研修医時代《けんしゅういじだい》でした。

医学部《いがくぶ》を卒業《そつぎょう》した一九八七年《ねん》、整形外科《せいけいげか》の研修医《けんしゅうい》として、ぼくは国立大阪病院《こくりつおおさかびょういん》（現《げん》・独立行政法人国立病院機構大阪医療《どくりつぎょうせいほうじんこくりつびょういんきこうおおさかいりょう》センター）に勤務《きんむ》することになりました。当時《とうじ》、国立大阪病院《こくりつおおさかびょういん》は、整備工事《せいびこうじ》によって近代的《きんだいてき》な病院《びょういん》に生《う》まれ変《か》わったばかりでした。真新《まあたら》しい建物《たてもの》が、大阪城《おおさかじょう》の真横《まよこ》に堂々《どうどう》とそびえ立《た》ち、病院内《びょういんない》には最新《さいしん》の設備《せつび》がズラリ。こんなすばらしい病院《びょういん》でトレーニングを受《う》けられるとは「自分《じぶん》はなんてラッキーなんや」と、喜《よろこ》び勇《いさ》んで研修医生活《けんしゅういせいかつ》をはじめたわけです。

しかし、自分《じぶん》はラッキーという喜《よろこ》びは、病院《びょういん》で働《はたら》きはじめてまもなく打《う》ち砕《くだ》かれます。予想《よそう》もしなかった厳《きび》しい指導医《しどうい》がぼくを待《ま》ち受《う》けていたからです。それまで体育会系《たいいくかいけい》の中《なか》でも上下関係《じょうげかんけい》が比較的《ひかくてき》はっきりしている柔道部《じゅうどうぶ》とラグビー部《ぶ》に身《み》を置《お》いていたので、怖《こわ》い先輩《せんぱい》や厳《きび》しい先生《せんせい》という存在《そんざい》には、じゅうぶん慣《な》れているつもりでした。しかし、ぼくの指導医《しどうい》の先生《せんせい》は、それまでの人生《じんせい》で出会《であ》ったどんな人《ひと》ともくらべられないほど恐《おそ》ろしかった。まさに鬼軍曹《おにぐんそう》でした。その指導医《しどうい》に、ぼくは山中《やまなか》という本名《ほんみょう》を呼《よ》んでもらえませんでした。研修期間《けんしゅうきかん》の二年間《ねんかん》ずっと「ジャマナカ」です。「お前《まえ》はほんまに邪魔《じゃま》や。ジャマナカや」といわれつづけました。

整形外科《せいけいげか》の主《おも》な仕事《しごと》は、手術《しゅじゅつ》をすることです。ぼくも研修《けんしゅう》で手術《しゅじゅつ》を任《まか》せられたことがありますが、うまい人《ひと》なら二〇分《ぷん》で終《お》わるところ、二時間《じかん》かかりました。指導医《しどうい》や看護師《かんごし》の方々《かたがた》にあきれられましたが、いちばんあきれていたのは患者《かんじゃ》さん本人《ほんにん》でした。局所麻酔《きょくしょますい》だったので手術中《しゅじゅつちゅう》も意識《いしき》ははっきりしていましたから。いまだったら医療訴訟《いりょうそしょう》を起《お》こされるかもしれないのですが、幸《さいわ》いその患者《かんじゃ》さんはぼくの中学時代《ちゅうがくじだい》からの親友《しんゆう》だったので、訴《うった》えられずに済《す》みました。

だからといって、自分《じぶん》が不器用《ぶきよう》だったとは思《おも》っていません。講演《こうえん》で「手術《しゅじゅつ》が下手《へた》だった」と発言《はつげん》することもありますが、謙遜《けんそん》していっている部分《ぶぶん》もあります。

技術者《ぎじゅつしゃ》の子《こ》どもだし、小《ちい》さいときから機械《きかい》いじりをしていたので手先《てさき》は器用《きよう》なほうだと思《おも》っています。あるときＮＨＫ《エヌエイチケイ》の取材班《しゅざいはん》が、ぼくがお世話《せわ》になっていた病院《びょういん》の院長《いんちょう》に話《はなし》を聞《き》いたのですが、その人《ひと》が「本当《ほんとう》に（山中《やまなか》は）下手《へた》やった」と正直《しょうじき》に答《こた》えておられたのでズッコケました。その後《ご》、基礎医学研究《きそいがくけんきゅう》で、犬《いぬ》やマウスの手術《しゅじゅつ》をするようになりましたが、自分《じぶん》でいうのも変《へん》ですが、上手《じょうず》にできました。ただし人間《にんげん》が相手《あいて》だと、緊張《きんちょう》して思《おも》い通《どお》りにできなかったというのも事実《じじつ》です。

いずれにせよ、整形外科《せいけいげか》の臨床医《りんしょうい》を目指《めざ》す者《もの》にとって患者《かんじゃ》さんの手術《しゅじゅつ》を満足《まんぞく》にこなせないというのは、大《おお》きな弱点《じゃくてん》です。手術《しゅじゅつ》は場数《ばかず》をふまないと上達《じょうたつ》しないのですが、なかなか手術《しゅじゅつ》をするチャンスはめぐってこず、無力感《むりょくかん》にさいなまれました。次第《しだい》に自分《じぶん》は整形外《せいけいげ》科医《かい》に向《む》いていないんじゃないか、一人前《いちにんまえ》の臨床医《りんしょうい》になれないんじゃないかと悩《なや》むようになりました。しかし、ここで壁《かべ》にぶつかったことが、研究者《けんきゅうしゃ》という新《あたら》しい道《みち》につながったのです。

名医《めいい》でも治《なお》せない患者《かんじゃ》さん

そのころ自分《じぶん》の能力《のうりょく》に限界《げんかい》を感《かん》じるのと同時《どうじ》に、臨床医《りんしょうい》の限界《げんかい》も感《かん》じていました。研《けん》修医《しゅうい》としていろんな患者《かんじゃ》さんと接《せっ》するうちに、いくら神業《かみわざ》のような手術《しゅじゅつ》テクニックを持《も》っている医師《いし》にも治《なお》せない病気《びょうき》や怪我《けが》があることを目《ま》の当《あ》たりにしたからです。

ぼくが最初《さいしょ》に担当《たんとう》することになったのはリウマチ患者《かんじゃ》の女性《じょせい》でした。全身《ぜんしん》の関節《かんせつ》がみるみるうちに変形《へんけい》する重症《じゅうしょう》でした。ベッドの脇《わき》に写真《しゃしん》が飾《かざ》られていたのですが、そこに写《うつ》る元気《げんき》な女性《じょせい》を親戚《しんせき》の方《かた》かと思《おも》って尋《たず》ねると、わずか数年前《すうねんまえ》の彼女自身《かのじょじしん》と知《し》って、ここまで変《か》わるのかとショックでしたね。

骨《ほね》のがんのため入院《にゅういん》していた高校生《こうこうせい》の男《おとこ》の子《こ》も忘《わす》れがたい患者《かんじゃ》さんです。膝《ひざ》が痛《いた》いというのでレントゲンを撮《と》ったところ、骨肉腫《こつにくしゅ》が見《み》つかったのです。手術《しゅじゅつ》で彼《かれ》の太《ふと》ももから下《した》を切断《せつだん》し、術後《じゅつご》、抗《こう》がん剤治療《ざいちりょう》をおこなうことになりました。ぼくの役目《やくめ》は、毎日投与《まいにちとうよ》する抗《こう》がん剤《ざい》入りのアンプルを、看護師《かんごし》さんと一緒《いっしょ》に点滴《てんてき》用の袋《ふくろ》に移《うつ》すことでした。海外《かいがい》で開発《かいはつ》された薬《くすり》でしたが、一回《かい》の投与《とうよ》に、アンプル何十本分《なんじっぽんぶん》も必要《ひつよう》で、ぼくと看護《かんご》師《し》さんはそのアンプルを開《あ》けては混《ま》ぜるという作業《さぎょう》をくり返《かえ》しました。それでも、一時的《いちじてき》にがんを小《ち》さくさせるくらいの効果《こうか》しかなく、再発《さいはつ》の可能性《かのうせい》はつねにあり、完治《かんち》はできませんでした。

脊髄損傷《せきずいそんしょう》*も、現代医療《げんだいいりょう》では治《なお》すことができません。損傷《そんしょう》の度合《どあ》いによっては、運動機《うんどうき》能《のう》や感覚機能《かんかくきのう》がほとんどなくなり、体《からだ》を動《うご》かすことができず、外部《がいぶ》からの刺激《しげき》を感《かん》じることもできなくなってしまいます。とても痛《いた》ましい病気《びょうき》です。

ぼくは学生時代《がくせいじだい》にラグビーをやっていたので、ある意味《いみ》では脊髄損傷《せきずいそんしょう》と隣《とな》り合《あ》わせでした。実際《じっさい》、ぼくの知《し》り合《あ》いもラグビーの試合中《しあいちゅう》の事故《じこ》で脊髄《せきずい》を損傷《そんしょう》したのです。彼《かれ》は奇跡《きせき》的《てき》に回復《かいふく》しましたが、体格《たいかく》の大《おお》きなラガーマンが試合中《しあいちゅう》の事故《じこ》で脊髄損傷《せきずいそんしょう》のため一生寝《いっしょうね》たきりの体《からだ》になったという話《はなし》を何度《なんど》か耳《みみ》にしました。彼《かれ》らに対《たい》して有効《ゆうこう》な治療法《ちりょうほう》がまったくないというのがもどかしく、辛《つら》かったですね。

研修医《けんしゅうい》になるまで、自分《じぶん》の周囲《しゅうい》には、病気《びょうき》で苦《くる》しみながら亡《な》くなっていく人《ひと》がいませんでした。苦《くる》しむ患者《かんじゃ》さんに接《せっ》する経験《けいけん》がなかっただけに、整形外科《せいけいげか》で重症《じゅうしょう》の患者《かんじゃ》さんたちに出会《であ》ったときの衝撃《しょうげき》が大《おお》きかったんです。

＊脊髄損傷《せきずいそんしょう》
患者数《かんじゃすう》は一〇万人以上《まんにんいじょう》、新《あら》たに毎年《まいとし》五〇〇〇人《にん》ずつ増加《ぞうか》しているといわれている。原因《げんいん》は多《おお》い順《じゅん》に交通事故《こうつうじこ》、高所《こうしょ》より転《てん》落《らく》、転倒《てんとう》、スポーツ事故《じこ》など。スポーツ事故《じこ》の中《なか》ではスノーボード、スキーに次《つ》いでラグビーが入《はい》っている（「全国脊髄損《ぜんこくせきずいそん》傷《しょう》登録統計《とうろくとうけい》」二〇〇二年《ねん》）。脳《のう》や脊髄《せきずい》など中枢神経系《ちゅうすうしんけいけい》は傷《きず》つくと修復《しゅうふく》・再生《さいせい》することはなく、現在《げんざい》のところ有効《ゆうこう》な治療法《ちりょうほう》がない。

ぼくは難病《なんびょう》で苦《くる》しむ患者《かんじゃ》さんを、なんとか治《なお》す方法《ほうほう》を探《さが》したいと考《かんが》えはじめました。二年間《ねんかん》の研修生活《けんしゅうせいかつ》が終《お》わるころには、基礎医学《きそいがく》への興味《きょうみ》が芽生《めば》えていました。

父《ちち》が五八歳《さい》で亡《な》くなったのは、そのころです。ぼくが高校生《こうこうせい》の時《とき》に、仕事中《しごとちゅう》の事故《じこ》が原因《げんいん》で輸血《ゆけつ》を受《う》けました。それで肝炎《かんえん》にかかって、やがては肝硬変《かんこうへん》になってしまいました。持病《じびょう》の糖尿病《とうにょうびょう》も悪化《あっか》し、毎日《まいにち》インスリン注射《ちゅうしゃ》が必要《ひつよう》になりました。最後《さいご》の二年《ねん》くらいは、ぼくも父《ちち》に点滴《てんてき》や注射《ちゅうしゃ》をよくしました。そのときの父《ちち》のニコニコしていた顔《かお》が忘《わす》れられないですね。苦《くる》しい中《なか》でも、実《じつ》の息子《むすこ》に医学的処置《いがくてきしょち》を受《う》けることが何《なん》とも嬉《うれ》しそうでした。父《ちち》の死《し》も、自分《じぶん》の人生《じんせい》をもう一度《いちど》考《かんが》えるきっかけとなりました。

はじめての実験《じっけん》

一九八九年《ねん》、ぼくは大阪市立大学大学院《おおさかしりつだいがくだいがくいん》*の薬理学《やくりがく》を受験《じゅけん》しました。信頼《しんらい》を寄《よ》せていたある先生《せんせい》に基礎医学《きそいがく》への進路変更《しんろへんこう》を相談《そうだん》したところ、そこを勧《すす》められたからです。

入試《にゅうし》の面接《めんせつ》ではかなり冷《ひ》や汗《あせ》をかきました。薬理学《やくりがく》については医学部生時代《いがくぶせいじだい》にかじった程度《ていど》なので、面接官《めんせつかん》の質問《しつもん》に対《たい》する答《こた》えがどうしてもしどろもどろになりがちでした。このままじゃ絶対《ぜったい》落《お》ちると思《おも》い、面接《めんせつ》の最後《さいご》、やぶれかぶれ正直《しょうじき》に、「ぼくは薬理《やくり》のことはなにもわかりません。でも、研究《けんきゅう》したいんです！　通《とお》してください！」って声《こえ》を張《は》ったんです。だいぶ後《あと》になってこのときの面接官《めんせつかん》の先生《せんせい》から「あのとき叫《さけ》ばへんかったら落《お》としてたよ」といわれました。とにかく研究《けんきゅう》したいという思《おも》いが通《つう》じていたんです。ぼくはいまでは、研究者《けんきゅうしゃ》を採用《さいよう》する側《がわ》の立場《たちば》にいますが、たとえ成績《せいせき》がよくなくても、とにかく研究《けんきゅう》をしたいというやる気《き》のある人《ひと》をなるべく採用《さいよう》したいと思《おも》っています。

　基礎医学《きそいがく》に進路変更《しんろへんこう》したとき、臨床医《りんしょうい》の道《みち》を完全《かんぜん》に断《た》ち切《き》ろうと決意《けつい》していたわけではありません。博士号《はくしごう》の学位《がくい》をとったら臨床医《りんしょうい》に戻《もど》るつもりでした。いったん基礎医学《きそいがく》の世《せ》界《かい》に逃《に》げたというのが、あのときの実態《じったい》にいちばん近《ちか》いでしょうね。

　研修医《けんしゅうい》になったとき、最初《さいしょ》に担当《たんとう》した患者《かんじゃ》さんに大《おお》きな影響《えいきょう》を受《う》けましたが、同《おな》じよう

＊大学院《だいがくいん》
大学《だいがく》を卒業《そつぎょう》したのち、さらに学問《がくもん》を究《きわ》めるために進《すす》む課程《かてい》。修士課程《しゅうしかてい》や博士課程《はくしかてい》などのさまざまな課程《かてい》がある。医学系《いがくけい》の多《おお》くの場合《ばあい》、大学院《だいがくいん》の研究室《けんきゅうしつ》に所属《しょぞく》し、教官《きょうかん》に指導《しどう》を仰《あお》ぎながら独自《どくじ》のテーマに関《かん》する研究活動《けんきゅうかつどう》に専念《せんねん》する。研究成《けんきゅうせい》果《か》を論文《ろんぶん》としてまとめ、専門誌《せんもんし》に投稿《とうこう》し、審査《しんさ》を通《とお》れば掲載《けいさい》される。論文《ろんぶん》の掲載《けいさい》など、一定《いってい》の基準《きじゅん》を満《み》たした上《うえ》で評価《ひょうか》されれば、博士号《はくしごう》（Ph.D.《ピーエイチディー》）を授与《じゅよ》される。

に、大学院生《だいがくいんせい》として最初《さいしょ》におこなった実験《じっけん》に、決定的《けっていてき》ともいえる影響《えいきょう》を受《う》けました。

薬理学教室《やくりがくきょうしつ》では山本研二郎教授《やまもとけんじろうきょうじゅ》（当時《とうじ》）の研究室《けんきゅうしつ》に入《はい》りました。ぼくの直接《ちょくせつ》の指導《しどう》教官《きょうかん》は助手《じょしゅ》（当時《とうじ》）の三浦克之先生《みうらかつゆきせんせい》です。

外科医《げかい》の時《とき》はいろんな処置《しょち》や手術《しゅじゅつ》をやりたかったわけですが、研究者《けんきゅうしゃ》を志《こころざ》したからには当然《とうぜん》、早《はや》く実験《じっけん》をしたい。しかし、三浦先生《みうらせんせい》はなかなか実験《じっけん》をさせてくれません。まずは論文《ろんぶん》をたくさん読《よ》んで、どんな実験《じっけん》をしたいか考《かんが》えなさいといわれました。最初《さいしょ》は一つ読《よ》むのに何日《なんにち》もかかりましたが、やがて数時間《すうじかん》で読《よ》めるようになっていきました。

そのころ読《よ》んだ論文《ろんぶん》の中《なか》に、柳沢正史先生《やなぎさわまさしせんせい》のエンドセリン同定《どうてい》に関《かん》するものがあります。エンドセリンは同定《どうてい》されたばかりの強力《きょうりょく》な血管収縮物質《けっかんしゅうしゅくぶっしつ》で、その後《ご》の研究《けんきゅう》で多様《たよう》な循環器疾患《じゅんかんきしっかん》や腎臓疾患《じんぞうしっかん》だけではなく、腸管《ちょうかん》の発生《はっせい》にも必要《ひつよう》なことが知《し》られているきわめて重要《じゅうよう》な生理活性物質《せいりかっせいぶっしつ》です。このような重要《じゅうよう》な因子《いんし》を、筑波大学《つくばだいがく》の大学院生《だいがくいんせい》であった柳沢先生《やなぎさわせんせい》が、学位論文《がくいろんぶん》の仕事《しごと》の中《なか》で同定《どうてい》されたのです。『ネイチャー』という研究者《けんきゅうしゃ》なら誰《だれ》もが憧《あこが》れるイギリスの科学専門誌《かがくせんもんし》に掲載《けいさい》されました。同《おな》じ薬理学《やくりがく》の分野《ぶんや》で大学院生《だいがくいんせい》になったぼくにとって、目標《もくひょう》というよりは憧《あこが》れの対象《たいしょう》となりました。

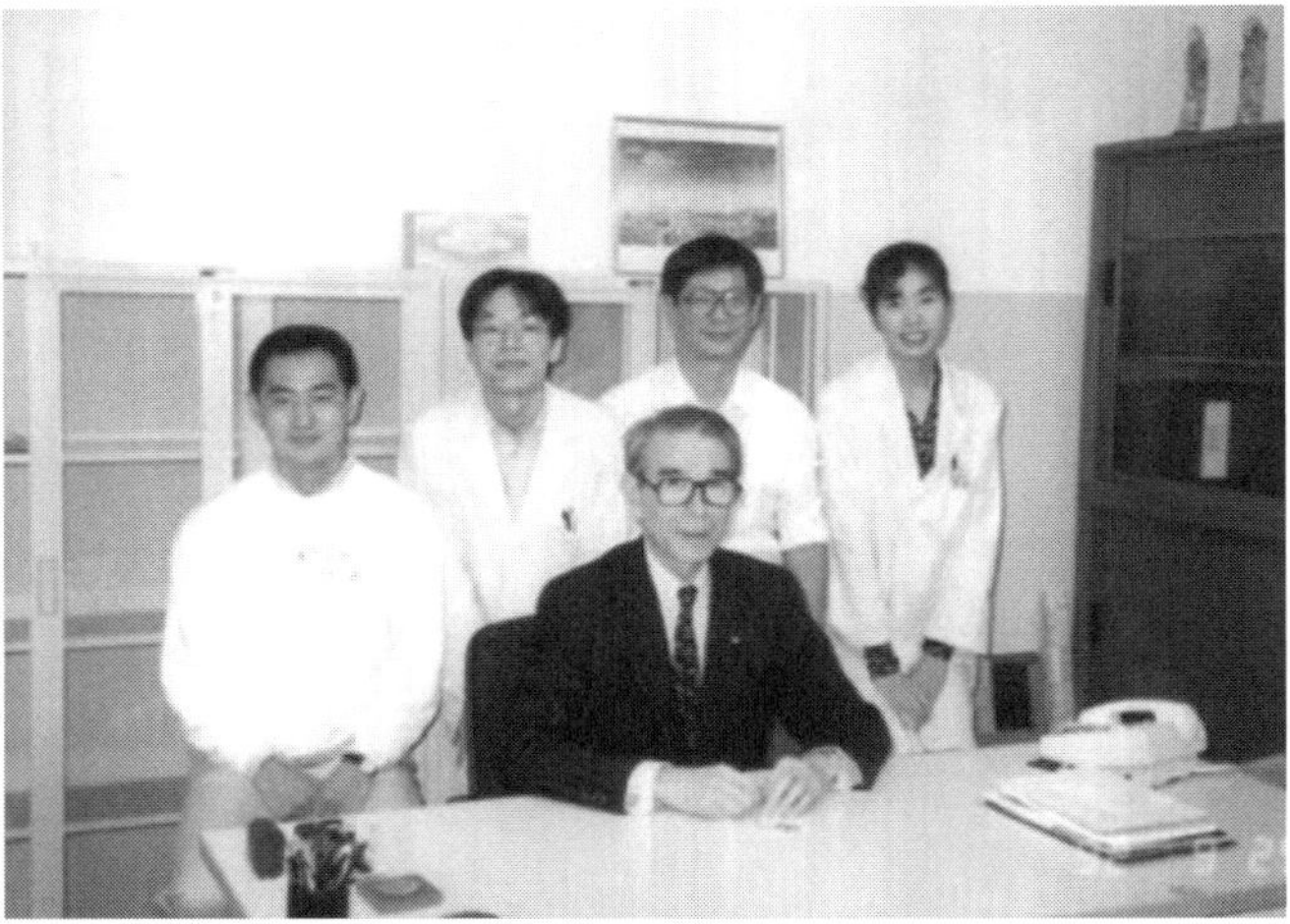

1992年《ねん》、大阪市立大学《おおさかしりつだいがく》にて。中央《ちゅうおう》は指導教授《しどうきょうじゅ》の山本研二郎教授《やまもとけんじろうきょうじゅ》（92年度《ねんど》から97年度《ねんど》まで大阪市立大学長《おおさかしりつだいがくちょう》）。右《みぎ》から二番目《ばんめ》が三浦克之先生《みうらかつゆきせんせい》（現《げん》・大阪市立大学医学部教授《おおさかしりつだいがくいがくぶきょうじゅ》）。左《ひだり》から二番目《ばんめ》が分子生物学的手法《ぶんしせいぶつがくてきしゅほう》の指導《しどう》を受《う》けた光山勝慶先生《みつやましょうけいせんせい》（現《げん》・熊本大学医学部教授《くまもとだいがくいがくぶきょうじゅ》）。左端《ひだりはし》が山中さん

最初《さいしょ》の実験《じっけん》にとり組《く》んだのは、その年《とし》の夏《なつ》。それまで薬理学《やくりがく》の論文《ろんぶん》を読《よ》むだけで、なかなか実験《じっけん》させてもらえなかったので、「やっと実験《じっけん》ができる」というのがうれしかったですね。

研究《けんきゅう》は、まず仮説《かせつ》を立《た》てるところからはじまります。その仮説《かせつ》が正《ただ》しいかどうか検証《けんしょう》するために、実験《じっけん》をするわけです。仮説《かせつ》と検証《けんしょう》のくり返《かえ》しが研究《けんきゅう》です。

しかし大学院《だいがくいん》一年目《ねんめ》の学生《がくせい》がはじめから独創的《どくそうてき》な仮説《かせつ》を立《た》てられるわけではありません。

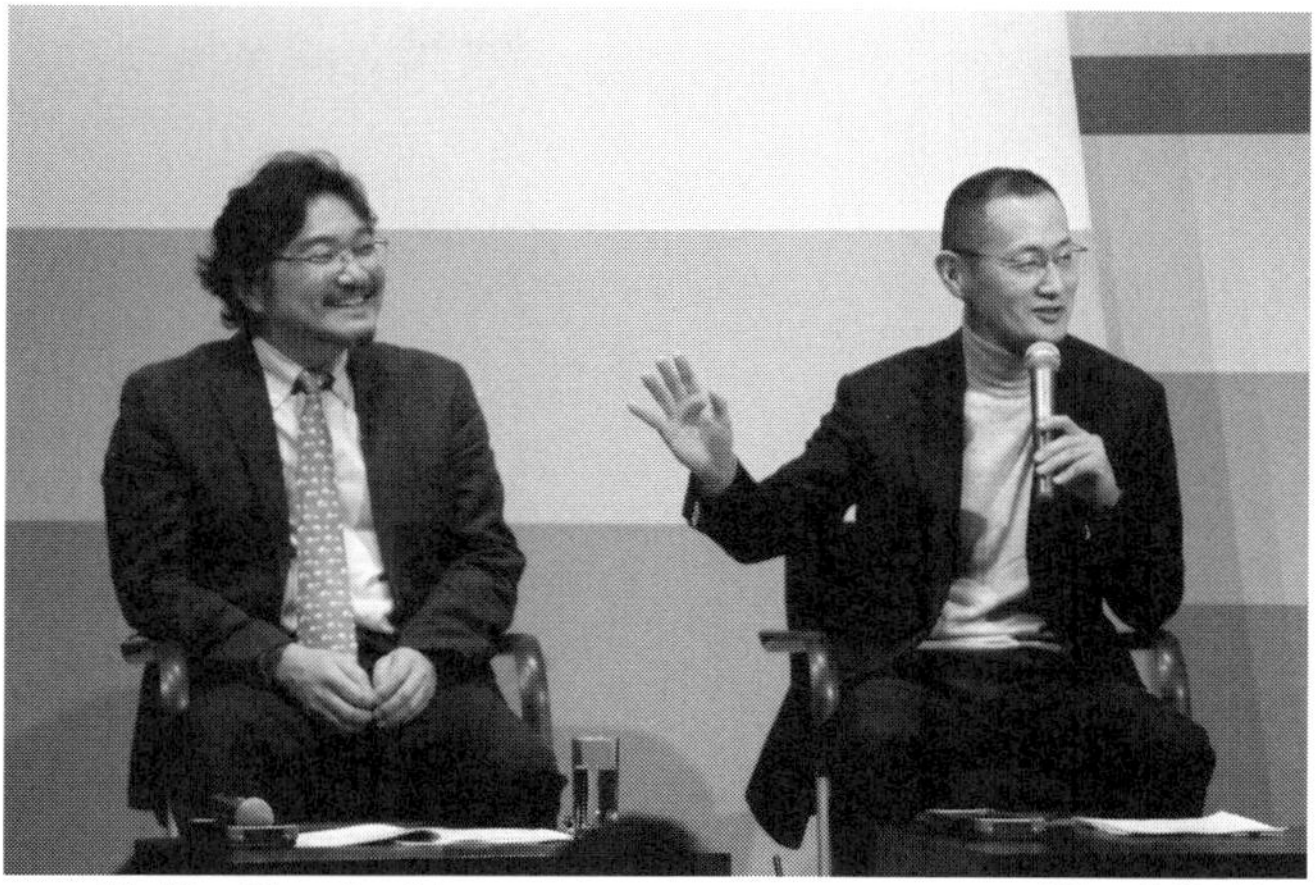

2012年《ねん》3月《がつ》18日《にち》、「FIRST《ファースト》サイエンスフォーラム２」にて。左《ひだり》が柳沢正史《やなぎさわまさし》博士《はくし》

ぼくも最初《さいしょ》の実験《じっけん》では、三浦先生《みうらせんせい》の立《た》てた仮説《かせつ》に基《もと》づいて実験《じっけん》をすることになりました。

三浦先生《みうらせんせい》の立《た》てた仮説《かせつ》とは次《つぎ》のようなものです。

「血小板活性化因子《けっしょうばんかっせいかいんし》（ＰＡＦ《ピーエーエフ》）による血圧《けつあつ》降下《こうか》にはトロンボキサンA_2《エーツー》（ＴＸA_2《ティーエックスエーツー》）がかかわっている」

これだけ読《よ》んでも専門家《せんもんか》でなければ何《なん》のことかわからないと思《おも》います。要点《ようてん》だけ述《の》べましょう。当時《とうじ》、さまざまな病気《びょうき》で、患者《かんじゃ》さんの血液《けつえき》の中《なか》にＰＡＦ《ピーエーエフ》ができ、それによって血圧《けつあつ》が一時的《いちじてき》に下《さ》がるという現象《げんしょう》が知《し》られていました。ぼくらが研究室《けんきゅうしつ》で実験《じっけん》にもちいていたのは犬《いぬ》ですが、犬《いぬ》と人間《にんげん》の血管系《けっかんけい》の仕組《しく》みはほとんど同《おな》じで、犬《いぬ》でもやはりPAF《ピーエーエフ》によって一時的《いちじてき》な血圧降下《けつあつこうか》が起《お》こっていました。PAF注入後《ピーエーエフちゅうにゅうご》、約《やく》一〇〇mmHg《ミリメートルエイチジー》の血圧《けつあつ》が八〇台《だい》までストンと下《さ》がり、数分後《すうふんご》には元《もと》に戻《もど》るのです。

PAF《ピーエーエフ》によって血圧降下《けつあつこうか》が起《お》こっているわけですが、一方《いっぽう》、当時《とうじ》、PAF《ピーエーエフ》によってT《ティー》X A_2《エックスエーツー》という物質《ぶっしつ》が生《う》まれているともいわれていました。そこで、三浦先生《みうらせんせい》は、T《ティー》X A_2《エックスエーツー》が血圧降下《けつあつこうか》を引《ひ》き起《お》こす原因《げんいん》ではないかという仮説《かせつ》を立《た》てたわけです。

検証法《けんしょうほう》も、三浦先生《みうらせんせい》の指示《しじ》がありました。ある製薬会社《せいやくがいしゃ》が当時《とうじ》、TX A_2《ティーエックスエーツー》の合成《ごうせい》をできなくするような薬剤《やくざい》を開発《かいはつ》していました。そのTX A_2合成阻害剤《ティーエックスエーツーごうせいそがいざい》を、犬《いぬ》にあらかじめ注射《ちゅうしゃ》しておき、さらにPAF《ピーエーエフ》を注射《ちゅうしゃ》して、犬《いぬ》の血圧変化《けつあつへんか》を記録《きろく》せよ、これがぼくに与《あた》えられた役目《やくめ》です。PAF《ピーエーエフ》→TX A_2《ティーエックスエーツー》→血圧降下《けつあつこうか》という流《なが》れの中《なか》で、TX A_2《ティーエックスエーツー》をブロックするというわけです。実験初心者《じっけんしょしんしゃ》にぴったりの単純《たんじゅん》な課題《かだい》といっていいでしょう。「ヤマチュウ、練習《れんしゅう》として、この実験《じっけん》、やってみいへんか」と三浦先生《みうらせんせい》にいわれて、「はい、わかりました」と答《こた》えたわけです。このころぼくは、呼《よ》び名《な》が「ジャマナカ」から「ヤマチュウ」へ格上《かくあ》げされていました。

「先生《せんせい》、大変《たいへん》なことが起《お》こりました」

犬《いぬ》にはかわいそうなのですが、ぼくにとってははじめての実験《じっけん》で、ワクワクしてT《ティー》X《エックス》A_2《エーツー》合成阻害剤《ごうせいそがいざい》を、さらにPAF《ピーエーエフ》を注射《ちゅうしゃ》しました。これでもし血圧降下《けつあつこうか》が起《お》こらなければ仮説《かせつ》は検証《けんしょう》されたことになります。

ところが、実際《じっさい》に血圧《けつあつ》を測定《そくてい》してみると、血圧《けつあつ》は下《さ》がって、すぐに回復《かいふく》。血圧《けつあつ》の下《さ》がり方《かた》、回復《かいふく》の仕方《しかた》がPAF《ピーエーエフ》だけを注射《ちゅうしゃ》したときとそっくりでした。PAF《ピーエーエフ》注射《ちゅうしゃ》の前《まえ》にT《ティー》XA_2合成阻害剤《エックスエーツーごうせいそがいざい》を注射《ちゅうしゃ》しておいた効果《こうか》が何《なに》も見《み》られませんでした。「なんや、三浦先生《みうらせんせい》の仮説《かせつ》、当《あ》たってへんな」

しかし、その後《あと》、思《おも》いもしなかったことが起《お》こりました。いったん回復《かいふく》した血圧《けつあつ》が、ふたたび下《さ》がりはじめたのです。今度《こんど》は前《まえ》のときのようにすぐには回復《かいふく》せず、どんどん下《さ》がる。死《し》んでしまうのではないかと心配《しんぱい》になるほどグンと下《さ》がりましたが、一時間《じかん》ほどでようやく元《もと》の血圧《けつあつ》に戻《もど》りました。まったく予想《よそう》していなかったことが起《お》こったのです。

エーッ、薬剤《やくざい》が効《き》かないどころか、はるかにひどい状態《じょうたい》になってしまう。いったいなん

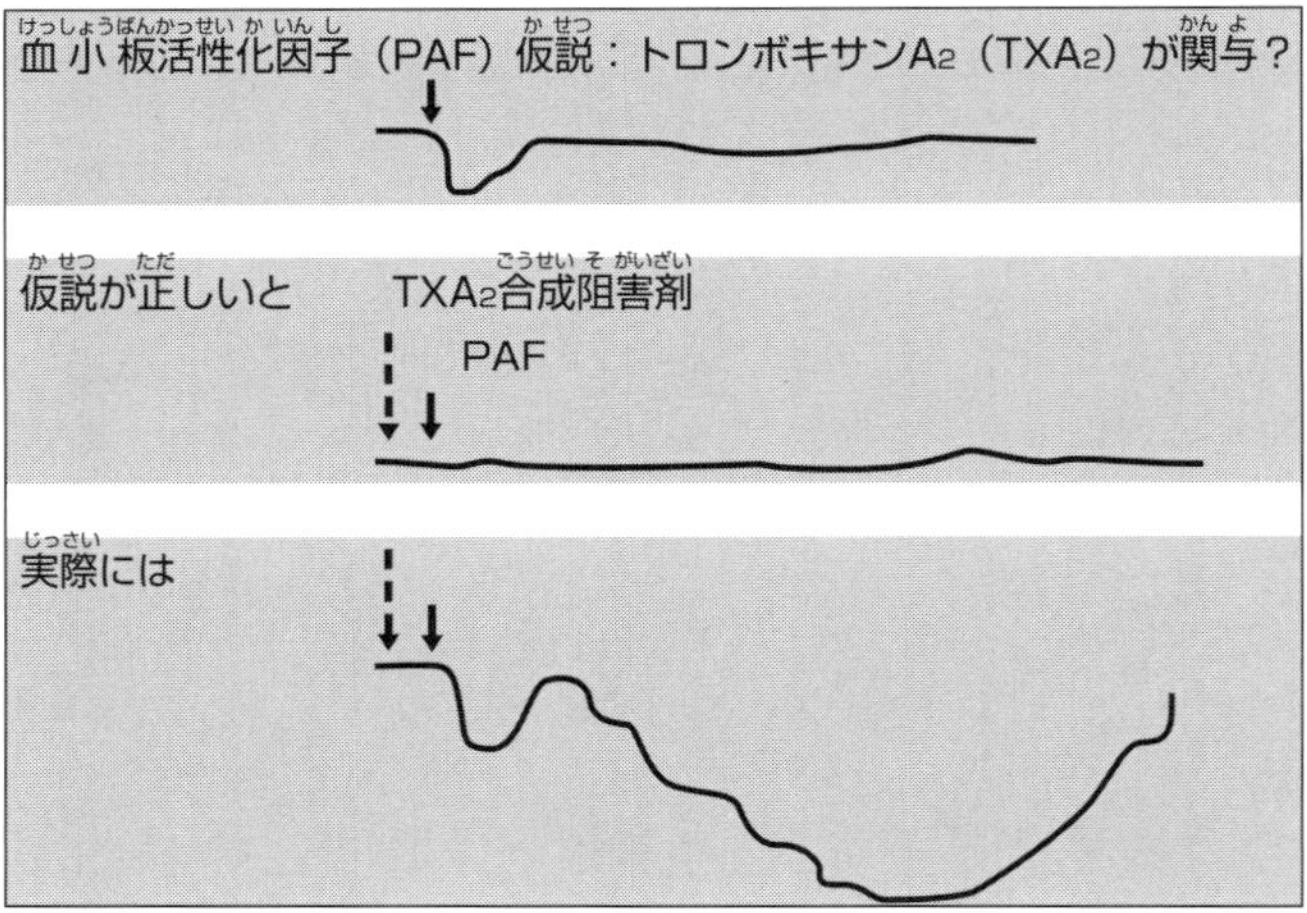

はじめての実験《じっけん》

でこんなことになるんだ！　ぼくは興奮状《こうふんじょう》態《たい》のまま実験室《じっけんしつ》の隣《となり》の部屋《へや》に駆《か》けこみ、たばこを吸《す》いながらくつろいだ様子《ようす》の三浦先生《みうらせんせい》に叫《さけ》びました。「先生《せんせい》、大変《たいへん》なことが起《お》こりました。先生《せんせい》の仮説《かせつ》はまちがっていましたが、すごいことが起《お》こりました」

自分《じぶん》が研究者《けんきゅうしゃ》に向《む》いていると感《かん》じたのはこの瞬間《しゅんかん》です。そしていまだに研究者《けんきゅうしゃ》をつづけているのも、とてもかんたんで、ある意《い》味《み》、「しょうもない」実験《じっけん》だったのにもかかわらず、心底興奮《しんそここうふん》できたということこの体験《たいけん》があるおかげだと思《おも》っています。それ以来《いらい》、この体験《たいけん》は、自分《じぶん》が研究者《けんきゅうしゃ》に向《む》いていることを確認《かくにん》するための記憶《きおく》のようすがなのです。

三浦先生《みうらせんせい》の存在《そんざい》も、ぼくが研究《けんきゅう》の世界《せかい》に魅力《みりょく》を感《かん》じる大《おお》きなきっかけになっています。ぼくが実験結果《じっけんけっか》を知《し》らせに行《い》ったとき、三浦先生《みうらせんせい》も驚《おどろ》いて、一緒《いっしょ》になって「それはすごい」と興奮《こうふん》してくれたのです。自分《じぶん》の仮説《かせつ》が外《はず》れたわけですから、ガッカリしてもおかしくない。それなのに三浦先生《みうらせんせい》は気落《きお》ちもせず、「どうしてこんなことになるんだ」とうれしそうでした。

結局《けっきょく》、予想外《よそうがい》の結果《けっか》になった原因《げんいん》を探《さぐ》るのが、ぼくの大学院《だいがくいん》での研究《けんきゅう》テーマとして定《さだ》まりました。これを三年《ねん》かけて調《しら》べ、論文《ろんぶん》として循環器《じゅんかんき》の基礎研究分野《きそけんきゅうぶんや》では評判《ひょうばん》の高《たか》い『サーキュレーション・リサーチ』誌《し》に投稿《とうこう》したのです。それがぼくの学位論文《がくいろんぶん》＊となり、おかげで博士号《はくしごう》を取得《しゅとく》することができました。

＊学位論文《がくいろんぶん》
"Putative mechanism of hypotensive action of platelet-activating factor in dogs"（1992）。

研究《けんきゅう》の虜《とりこ》へ

人生初《じんせいはつ》の薬理学《やくりがく》の実験《じっけん》で学《まな》んだ教訓《きょうくん》が三つあります。

一つ目《め》、科学《かがく》は驚《おどろ》きに満《み》ちている。科学《かがく》の面白《おもしろ》さは、予想通《よそうどお》りの結果《けっか》にならないところにあるということです。

二つ目《め》、一つ目《め》と裏腹《うらはら》ですが、予想外《よそうがい》のことが起《お》こるからこそ、新薬《しんやく》、新治療法《しんちりょうほう》を、準《じゅん》備《び》なしにいきなり患者《かんじゃ》さんに使用《しよう》することは絶対《ぜったい》にしてはならない。必《かなら》ず事前《じぜん》に動物実験《どうぶつじっけん》をおこなって、安全性《あんぜんせい》や効果《こうか》をじゅうぶんたしかめておかなければならない。

三つ目《め》、先生《せんせい》のいうことをあまり信《しん》じてはならない。いまの教科書《きょうかしょ》にAはB《エービー》であると書《か》いてあっても、一〇年後《ねんご》の教科書《きょうかしょ》にはAはC《エーシー》であると書《か》いてあるということは科学《かがく》の世界《せかい》ではしばしばあります。先生《せんせい》の考《かんが》えをそのまま信《しん》じこまず、真《ま》っ白《しろ》な気持《きも》ちで現象《げんしょう》に向《む》きあうこと。先入観《せんにゅうかん》を持《も》たないこと。

こういった大切《たいせつ》なことを最初《さいしょ》の実験《じっけん》で学《まな》べたのは幸運《こううん》でした。

三つ目《め》に先生《せんせい》の言葉《ことば》をあまり信《しん》じてはならないという教訓《きょうくん》をあげましたが、もちろん有《ゆう》益《えき》な言葉《ことば》もあります。当時《とうじ》助教授《じょきょうじゅ》の先生《せんせい》に何度《なんど》もいわれた「阿倍野《あべの》の犬実験《いぬじっけん》はするな」という言葉《ことば》はいまも心《こころ》に刻《きざ》まれています。

阿倍野《あべの》とは、大阪市立大学医学部《おおさかしりつだいがくいがくぶ》がある大阪市阿倍野区《おおさかしあべのく》の阿倍野《あべの》です。アメリカの研究者《けんきゅうしゃ》がアメリカの犬《いぬ》は頭《あたま》を叩《たた》いたら「ワン」と吠《ほ》えたという論文《ろんぶん》を発表《はっぴょう》すると、日本《にほん》の研究者《けんきゅうしゃ》は、日本《にほん》の犬《いぬ》も頭《あたま》を叩《たた》いたら「ワン」と吠《ほ》えたという「日本《にほん》の犬実験《いぬじっけん》」の論文《ろんぶん》を書《か》く。さらにひどい研究者《けんきゅうしゃ》は阿倍野区《あべのく》の犬《いぬ》を調《しら》べてやはり「ワン」と吠《ほ》えたという「阿倍野《あべの》の犬実験《いぬじっけん》」の論文《ろんぶん》を書《か》く。そういう誰《だれ》かの二番煎《にばんせん》じ、三番煎《さんばんせん》じの研究《けんきゅう》はするなというのが、「阿倍野《あべの》の犬実験《いぬじっけん》はするな」という言葉《ことば》の意味《いみ》です。

いまでもぼくはときどき意識的《いしきてき》にこの言葉《ことば》を思《おも》い出《だ》しては、「研究《けんきゅう》が阿倍野《あべの》の犬実験《いぬじっけん》に陥《おちい》っていないだろうか」と反省《はんせい》するようにしています。そのつもりはなくてもいつのまにか他人《たにん》の真似《まね》をしてしまっていることが往々《おうおう》にしてあるからです。

博士号《はくしごう》を取《と》ったときにはもう整形外科医《せいけいげかい》に戻《もど》る気《き》はなくなっていました。研究《けんきゅう》の虜《とりこ》になっていたからです。学位《がくい》を取《と》ったあとも研究《けんきゅう》をつづけたいと思《おも》いました。

手当《てあ》たり次第《しだい》に応募《おうぼ》

ぜひ身《み》につけたかった研究手法《けんきゅうしゅほう》もありました。遺伝子《いでんし》＊改変《かいへん》マウスの作製技術《さくせいぎじゅつ》です。たとえば遺伝子改変《いでんしかいへん》マウスの一つであるノックアウトマウス＊は、特定《とくてい》の遺伝子《いでんし》を働《はたら》かないようにしたマウスです。

ノックアウトマウスの登場《とうじょう》によって生物学《せいぶつがく》の研究《けんきゅう》のあり方《かた》はがらりと変《か》わりました。もしある遺伝子《いでんし》の働《はたら》きを知《し》りたければ、その遺伝子《いでんし》を働《はたら》かないようにしたノックアウトマウスを作《つく》り、マウスにどんな異常《いじょう》が起《お》こるかを調《しら》べればよいということになったのです。ノックアウトマウスは、一九八九年《ねん》に、マリオ・カペッキ、マーティン・エヴァンズ、オリヴァー・スミティーズらによって作《つく》られました。

マウスが持《も》っている二五億《おく》の塩基対《えんきつい》＊のうちわずか一個《こ》の遺伝子《いでんし》だけつぶすことができるというのは驚《おどろ》きでした。本書《ほんしょ》の一ページあたりの文字数《もじすう》はだいたい六〇〇個《こ》です。文字数《もじすう》二五億個《おくこ》だと四一六万《まん》ページにもなります。一冊《さつ》二〇〇ページの本《ほん》が二万冊以上《まんさついじょう》。その中《なか》から、たった一ヵ所《しょ》探《さが》しだして黒《くろ》く塗《ぬ》りつぶしたのが、ノックアウトマウスなのです。いった

＊遺伝子《いでんし》

生物《せいぶつ》の遺伝《いでん》情報《じょうほう》を担《にな》うもので、ＤＮＡ《ディーエヌエー》と呼《よ》ばれる鎖状《くさりじょう》の物質《ぶっしつ》に記録《きろく》されている。遺伝子《いでんし》の情報《じょうほう》は、ｍＲＮＡ《エムアールエヌエー》にうつされ、最終的《さいしゅうてき》にはタンパク質《しつ》へと伝《つた》えられる。遺伝子《いでんし》が発現《はつげん》する（働《はたら》く）ということは、遺伝子《いでんし》からタンパク質《しつ》が作《つく》られることを意味《いみ》する。

＊ノックアウトマウス

ノックアウトマウス作製《さくせい》のポイントは二つ。「相同組《そうどうく》み換《か》え」と「ＥＳ細胞《イーエスさいぼう》」だ。ＤＮＡの複製《ふくせい》とは、元《もと》のＤＮＡをそっくりそのままコピーすることだが、複製時《ふくせいじ》、付近《ふきん》に自分《じぶん》の遺伝子《いでんし》によく似《に》た配列《はいれつ》のＤＮＡ断片《だんぺん》がただよっていると、その断片《だんぺん》を「誤《あやま》って」コピーしてしまうことがある。これが相同組《そうどうく》み換《か》え。これを利用《りよう》して、ＤＮＡの特定《とくてい》の位置《いち》に目的《もくてき》の遺伝子《いでんし》を組《く》みこむ技術《ぎじゅつ》を開発《かいはつ》したのが、マリオ・カペッキとオリヴァー・スミティーズ（それぞれ独立《どくりつ》に開発《かいはつ》した）。ただし相同《そうどう》組《く》み換《か》えによって遺伝子《いでんし》の組《く》みこみに成功《せいこう》する確率《かくりつ》は低《ひく》かった。また遺伝子組《いでんしく》み換《か》えに利用《りよう》できる受精卵《じゅせいらん》の数《かず》にもかぎりがあった。この問題《もんだい》を解決《かいけつ》したのがＥＳ細胞《さいぼう》。ＥＳ細胞《さいぼう》は本文《ほんもん》に後《あと》で述《の》べられているようにほぼ無限《むげん》の増殖力《ぞうしょくりょく》がある。そのうえ、胚盤胞《はいばんほう》（受精卵《じゅせいらん》から卵割《らんかつ》が進《すす》み、五日《いつか》ほど経《た》ったときの構造《こうぞう》）に入《い》れると、ちゃんとマウスが生《う》まれる。このマウスのＥＳ細胞作製《さいぼうさくせい》に成功《せいこう》したのがマーティン・エヴァンズ。この三人《にん》がノックアウトマウスを最初《さいしょ》に作《つく》りだし、その功績《こうせき》により、二〇〇七年《ねん》のノーベル生理学《せいりがく》・医学賞《いがくしょう》が贈《おく》られている。

＊塩基対《えんきつい》

２本《ほん》のＤＮＡがアデニンとチミン、グアニンとシトシンの組《く》み合《あ》わせで結合《けつごう》したもの。塩基対《えんきつい》ができることによってＤＮＡの二重《にじゅう》らせん構造《こうぞう》が安定《あんてい》する。

いどうしてそんなことが可能《かのう》なんだろうと不思議《ふしぎ》で仕方《しかた》ありませんでした。

当時《とうじ》、薬《くすり》だけを使《つか》った研究《けんきゅう》に強《つよ》いフラストレーションをためていたぼくにとって、ノックアウトマウスの技術《ぎじゅつ》は、魔法《まほう》のように目《め》に映《うつ》りました。世《よ》の中《なか》に百《ひゃく》パーセント効《き》く薬《くすり》は存在《そんざい》しません。またどんな薬《くすり》も、目的《もくてき》とする場所以外《ばしょいがい》にも効《き》いて、副作用《ふくさよう》を及《およ》ぼしてしまいます。薬《くすり》はどうも切《き》れ味《あじ》が鈍《にぶ》いのです。その点《てん》、ノックアウトマウスの精度《せいど》の高《たか》さは魅力的《みりょくてき》でした。

ところが、ぼくが大学院卒業後《だいがくいんそつぎょうご》の身《み》の振《ふ》り方《かた》を考《かんが》えはじめた一九九〇年代《ねんだい》のはじめごろ、ノックアウトマウスを取《と》り入《い》れた薬理学《やくりがく》の研究室《けんきゅうしつ》は、大阪市立大学《おおさかしりつだいがく》はもちろん、日本《にほん》全体《ぜんたい》にもほとんどありませんでした。

本格的《ほんかくてき》に学《まな》ぶには外国《がいこく》へ留学《りゅうがく》するしかありませんが、どこにもツテがない。先生方《せんせいがた》に相談《そうだん》しても、「ヤマチュウ、留学先《りゅうがくさき》は自分《じぶん》で探《さが》さなしょうがないで」とのこと。ぼくは『ネイチャー』や『サイエンス』*などの学術論文誌《がくじゅつろんぶんし》から留学先《りゅうがくさき》を探《さが》しました。広告欄《こうこくらん》に、ポスドク*の求人広告《きゅうじんこうこく》がいくつも掲載《けいさい》されていたからです。三〇~四〇通《つう》ほど、手当《てあ》たり次第《しだい》に手紙《てがみ》を書《か》いて応募《おうぼ》しました。しかし、色《いろ》よい返事《へんじ》はなかなか来《き》ませんでした。

サンフランシスコへ

ノックアウトマウスなど遺伝子改変《いでんしかいへん》マウスを作《つく》るには分子生物学《ぶんしせいぶつがく》の知識《ちしき》が欠《か》かせませんが、ぼくはそれまで一度《いちど》も分子生物学《ぶんしせいぶつがく》に関連《かんれん》する実験《じっけん》をしたことがありませんでした。「正《しょう》直《じき》に書《か》いても採用《さいよう》されないから、分子生物学《ぶんしせいぶつがく》の実験《じっけん》もできますと書《か》け」という先輩《せんぱい》のアドバイスにしたがい、その通《とお》り書《か》いて送《おく》ったのですが、専門家《せんもんか》にはそんなハッタリは通用《つうよう》しなかったかもしれません。薬理学《やくりがく》を四年間《ねんかん》学《まな》んだという経歴《けいれき》しかない整形外科医《せいけいげかい》で、分子生物学《ぶんしせいぶつがく》

＊『ネイチャー』・『サイエンス』
『ネイチャー』はイギリスの総合学術雑誌《そうごうがくじゅつざっし》で、『サイエンス』はアメリカ科学振興協会《かがくしんこうきょうかい》（AAAS《トリプルエーエス》）によって発行《はっこう》されている学術雑誌《がくじゅつざっし》。共《とも》に世界《せかい》で特《とく》に権威《けんい》がある学術雑誌《がくじゅつざっし》とされる。いずれも幅広《はばひろ》い分野《ぶんや》の世界中《せかいじゅう》の研究者《けんきゅうしゃ》が購読《こうどく》しており、これらの雑誌《ざっし》に論文《ろんぶん》が掲載《けいさい》されることに憧《あこが》れている若手研究者《わかてけんきゅうしゃ》は少《すく》なくない。

＊ポスドク
ポストドクトラルフェローの略《りゃく》。直訳《ちょくやく》すれば、「博士号《はくしごう》の後《あと》の研究員《けんきゅういん》」。日本語《にほんご》では「博士研究員《はくしけんきゅういん》」。一般《いっぱん》に、博士号《はくしごう》を取得《しゅとく》してもすぐに独立《どくりつ》した研究室《けんきゅうしつ》を持《も》てるわけではない。どこかの研究室《けんきゅうしつ》に入《はい》り、研鑽《けんさん》を積《つ》むことになる。このように博《はく》士号《しごう》の取得後《しゅとくご》、任期制《にんきせい》の職《しょく》に就《つ》いている研究者《けんきゅうしゃ》、またはこのような職自体《しょくじたい》をポスドクという。

に関連《かんれん》する論文《ろんぶん》を書《か》いたこともない人間《にんげん》が採用《さいよう》される可能性《かのうせい》はもともと低《ひく》かったのです。

ところが何十通《なんじっつう》と応募《おうぼ》の手紙《てがみ》を出《だ》しているうち、一九九二年《ねん》一一月《がつ》にカリフォルニア大学《だいがく》サンフランシスコ校《こう》（ＵＣＳＦ《ユーシーエスエフ》）と連携《れんけい》しているグラッドストーン研究所《けんきゅうじょ》から「一度《いちど》電話《でんわ》で話《はな》したい」という返事《へんじ》が届《とど》きました。すぐに電話《でんわ》をかけて三〇分《ぷん》ほど話《はな》した結果《けっか》、契約成立《けいやくせいりつ》。翌年《よくとし》の四月《がつ》からうちに来《く》るようにとのことでした。

しかし、どういうわけかぼくを採用《さいよう》してくれるというのは、求人広告《きゅうじんこうこく》を掲載《けいさい》した研究者《けんきゅうしゃ》とは別《べつ》の人《ひと》でした。それがトーマス・イネラリティ先生《せんせい》です。トム（トーマス）は、たまたまぼくの応募《おうぼ》の手紙《てがみ》を目《め》にして興味《きょうみ》を持《も》ってくれたようです。

何年《なんねん》も経《た》ってから、どうして採用《さいよう》してくれたのか彼《かれ》に聞《き》いたところ、ぼくの「プロダクティビティ（生産性《せいさんせい》）が高《たか》かったから」という返事《へんじ》でした。たしかに博士課程《はくしかてい》の四年間《ねんかん》で三つも四つも論文《ろんぶん》を書《か》いており、数《かず》は多《おお》いほうでした。そのうち学位論文《がくいろんぶん》は『サーキュレーション・リサーチ』という、循環器《じゅんかんき》の分野《ぶんや》では知名度《ちめいど》の高《たか》い雑誌《ざっし》に掲載《けいさい》されていました。そのあたりを評価《ひょうか》してくれたのかもしれません。電話《でんわ》インタビューで覚《おぼ》えているのは、「Do you work hard?《ドゥーユーワークハード》」「Yes, I do.《イエスアイドゥー》」というやり取《と》りだけです。

なんとか次《つぎ》のポストが決《き》まってホッとしましたが、喜《よろこ》んでばかりもいられませんでした。なにしろ、「できます」と書《か》いて実際《じっさい》はできないことをあれこれ並《なら》べ立《た》てていたのですから。幸《さいわ》い、薬理学教室《やくりがくきょうしつ》の光山勝慶先生《みつやましょうけいせんせい》が分子生物学的《ぶんしせいぶつがくてき》な研究手法《けんきゅうしゅほう》に通《つう》じておられた。光山先生《みつやませんせい》に三ヵ月間指導《げつかんしどう》を仰《あお》ぎ、手紙《てがみ》に「できます」と書《か》いた技術《ぎじゅつ》をどうにか身《み》につけることができました。こうして一九九三年《ねん》四月《がつ》、妻《つま》と二人《ふたり》の娘《むすめ》とともにサンフランシスコへ渡《わた》ったのです。

VW《ブイダブリュー》とプレゼン力《りょく》

グラッドストーン研究所《けんきゅうじょ》は、サンフランシスコ総合病院《そうごうびょういん》の敷地《しきち》の一角《いっかく》にありました。現《げん》在《ざい》は改築《かいちく》されて近代的《きんだいてき》な建物《たてもの》に生《う》まれ変《か》わっていますが、当時《とうじ》はレンガ造《づく》り、築年数《ちくねんすう》は一〇〇年以上《ねんいじょう》で、長《なが》い歴史《れきし》を感《かん》じさせる建物《たてもの》でした。

大阪市立大学大学院《おおさかしりつだいがくだいがくいん》で教《おし》えてもらった「阿倍野《あべの》の犬実験《いぬじっけん》はするな」と同《おな》じように、グラッドストーンで教《おし》えてもらったある言葉《ことば》が忘《わす》れられません。

それが「VW《ブイダブリュー》」。教《おし》えてくれたのは当時《とうじ》の研究所《けんきゅうじょ》の所長《しょちょう》ロバート・メーリー先生《せんせい》で

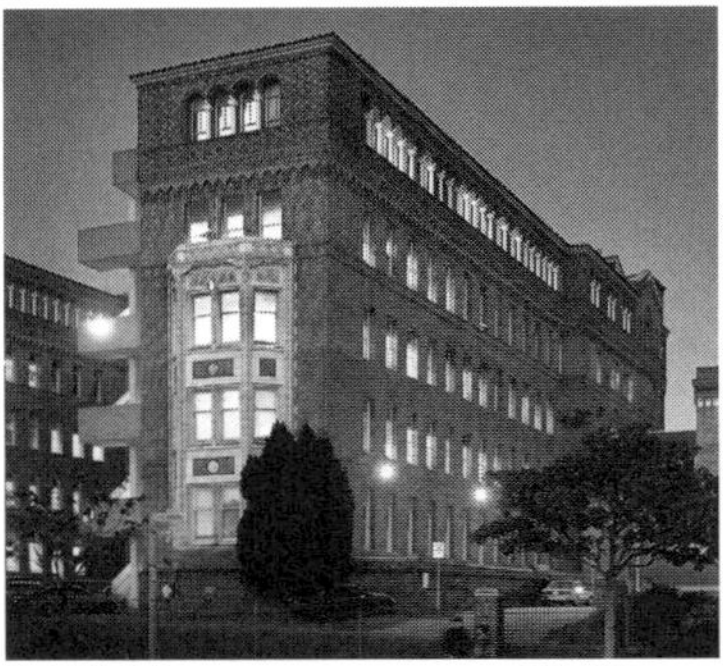

留学当時《りゅうがくとうじ》のグラッドストーン研究所《けんきゅうじょ》

す。あるときメーリー先生《せんせい》は、研究所《けんきゅうじょ》に在籍《ざいせき》するポスドク二〇人程度《にんていど》を集《あつ》め、「VW《ブイダブリュー》が大切《たいせつ》だ」と話《はな》されました。彼《かれ》は長年《ながねん》フォルクスワーゲン（Volkswagen）に乗《の》っていましたが、フォルクスワーゲンの略称《りゃくしょう》はV《ブイ》W《ダブリュー》。といっても、ぼくらは彼《かれ》の愛車《あいしゃ》の話《はなし》を聞《き》かされたわけではありません。

「研究者《けんきゅうしゃ》として成功《せいこう》する秘訣《ひけつ》はVW《ブイダブリュー》だ。VW《ブイダブリュー》さえ実行《じっこう》すれば、君《きみ》たちは必《かなら》ず成功《せいこう》する。研究者《けんきゅうしゃ》にとってだけでなく人生《じんせい》にとっても大切《たいせつ》なのはVW《ブイダブリュー》だ。VW《ブイダブリュー》は魔法《まほう》の言葉《ことば》だ」

VW《ブイダブリュー》のV《ブイ》は、Vision《ビジョン》のV《ブイ》です。ビジョンとは長期的目標《ちょうきてきもくひょう》といいかえてもいいかもしれません。VW《ブイダブリュー》のW《ダブリュー》はWork hard《ワークハード》のW《ダブリュー》。つまりハードワーク、一生懸命《いっしょうけんめい》働《はたら》くということです。研究者《けんきゅうしゃ》として、また人間《にんげん》として成功《せいこう》するにはビジョンとハードワークが必《ひっ》要《よう》で、どちらが欠《か》けてもダメだというのです。

日本人《にほんじん》はハードワークが得意《とくい》です。夜遅《よるおそ》くまで働《はたら》く人《ひと》、土日《どにち》も働《はたら》く人《ひと》が日本《にほん》には大勢《おおぜい》います。しかし、いつのまにか目的《もくてき》を見失《みうしな》い、なんのために働《はたら》いているのかわからない状態《じょうたい》に陥《おちい》ってしまう。ぼく自身《じしん》にもそういう自覚《じかく》があったので、メーリー先生《せんせい》のVW《ブイダブリュー》の教《おし》えが心《こころ》に響《ひび》きました。

もう一つアメリカ留学中《りゅうがくちゅう》に学《まな》んでおいてよかったと思《おも》うのがプレゼン力《りょく》です。研究者《けんきゅうしゃ》は、ただ研究《けんきゅう》だけしていればよいのではありません。論文《ろんぶん》を書《か》いたり、学会《がっかい》や講演会《こうえんかい》で発表《はっぴょう》して、自分《じぶん》の研究成果《けんきゅうせいか》を広《ひろ》くわかりやすく伝《つた》えることも研究者《けんきゅうしゃ》の大事《だいじ》な仕事《しごと》です。ところが、日本《にほん》にいたころから、ぼくは発表《はっぴょう》に対《たい》する苦手意識《にがていしき》がありました。そこで、UC《ユーシー》SF《エスエフ》で開講《かいこう》されていたプレゼンテーションのゼミと、論文《ろんぶん》のゼミを受《う》けることにしたのです。一回《かい》二時間《じかん》が週《しゅう》二回《かい》、全部《ぜんぶ》で一〇週《しゅう》ほどのゼミでした。

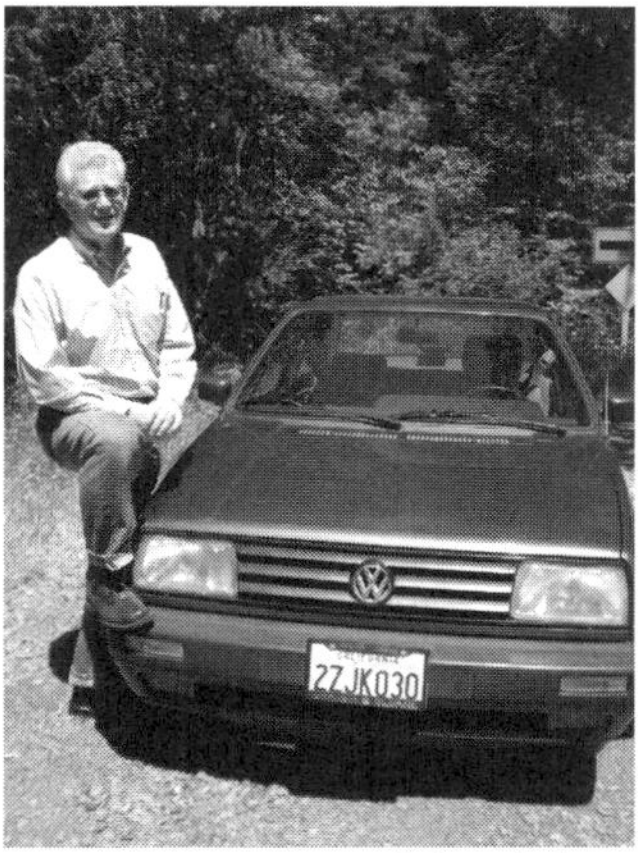

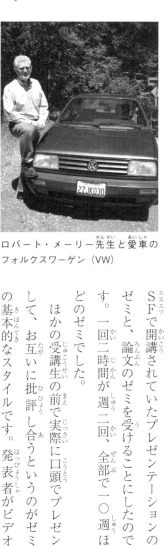

ロバート・メーリー先生《せんせい》と愛車《あいしゃ》のフォルクスワーゲン（VW）

ほかの受講生《じゅこうせい》の前《まえ》で実際《じっさい》に口頭《こうとう》でプレゼンして、お互《たが》いに批評《ひひょう》し合《あ》うというのがゼミの基本的《きほんてき》なスタイルです。発表者《はっぴょうしゃ》がビデオで撮影《さつえい》される回《かい》もあり、プレゼンが終《お》わると発表者《はっぴょうしゃ》は退席《たいせき》させられ、ほかの受講生《じゅこうせい》が録画《ろくが》を見《み》ながら細《こま》かに良《よ》い点《てん》、悪《わる》い点《てん》を指摘《してき》します。発表者本人《はっぴょうしゃほんにん》がいないのでみんないいたい放題《ほうだい》です。その様子《ようす》もまたビデオに撮《と》られていて、発表者《はっぴょうしゃ》は後《あと》で確認《かくにん》できます。我《われ》ながらいいプレゼンができたと思《おも》っても、ビデオを見《み》ると、一挙一動《いっきょいちどう》まで批評《ひひょう》されていました。

「スライドには聴衆《ちょうしゅう》に見《み》えない文字《もじ》を使《つか》うな」「文字《もじ》ばかりのスライドは避《さ》けよ」「発表《はっぴょう》で説明《せつめい》しないことはスライドに書《か》きこむな」「発表《はっぴょう》のときに強調《きょうちょう》したいからといってポインターをクルクル回《まわ》すと聴衆《ちょうしゅう》の目《め》がまわる。ポインターはなるべく動《うご》かさないほうがよい」

といった指摘《してき》も受《う》けました。

なるほどと思《おも》ったのは、スライドの一枚《まい》ずつにわかりやすいつながりがなければならないという教《おし》えです。「実験《じっけん》でこういうことがわかった。だから次《つぎ》にこういう実験《じっけん》をした」というような説明《せつめい》の仕方《しかた》をしろということです。逆《ぎゃく》に、こういう説明《せつめい》をするためには、ふだんから、いまとり組《く》んでいる実験《じっけん》と次《つぎ》にやろうとしている実験《じっけん》の関係《かんけい》を明確《めいかく》に意識《いしき》しておかなければなりません。そういう意味《いみ》で、プレゼンテーションのゼミは、プレゼン技術《ぎじゅつ》を身《み》につけるだけでなく、研究手法《けんきゅうしゅほう》や思考方法《しこうほうほう》を見直《みなお》すうえでも非常《ひじょう》に役《やく》に立《た》ちました。そのおかげで、プレゼンの仕方《しかた》はもちろん、論文《ろんぶん》の書《か》き方《かた》も変《か》わりましたし、大袈裟《おおげさ》にいえば、人生《じんせい》も変《か》わりました。アメリカで身《み》につけたプレゼン力《りょく》が、その後《ご》、ぼくを何度《なんど》も窮地《きゅうち》から救《すく》ってくれることになります。

オスマウスが妊娠《にんしん》？

VW《ブイダブリュー》が大切《たいせつ》といってもぼくはそのときまだトレーニングを受《う》ける身分《みぶん》でしたので、ボスであるトムのビジョンを実現《じつげん》するために、ハードワークするというのがぼくの役割《やくわり》でした。研究《けんきゅう》のビジョンとは仮説《かせつ》です。トムはこんな仮説《かせつ》を持《も》っていました。

「肝臓《かんぞう》でAPOBEC-1《アポベックワン》という遺伝子《いでんし》を過剰《かじょう》に発現《はつげん》させると血中《けっちゅう》コレステロール濃度《のうど》が下《さ》がる」

コレステロールは血液《けつえき》を詰《つ》まらせ、動脈硬化《どうみゃくこうか》を引《ひ》き起《お》こす原因《げんいん》になります。遺伝子疾患《いでんししっかん》により血中《けっちゅう》のコレステロール濃度《のうど》が高《たか》まった結果《けっか》、動脈硬化《どうみゃくこうか》になりがちな家族性脂質異常症《かぞくせいししついじょうしょう》という病気《びょうき》がありますが、アメリカにはこの病気《びょうき》の方《かた》が日本《にほん》よりもたくさんいます。動脈硬化《どうみゃくこうか》がひどくなると心筋梗塞《しんきんこうそく》を起《お》こして亡《な》くなってしまうこともあります。アメ

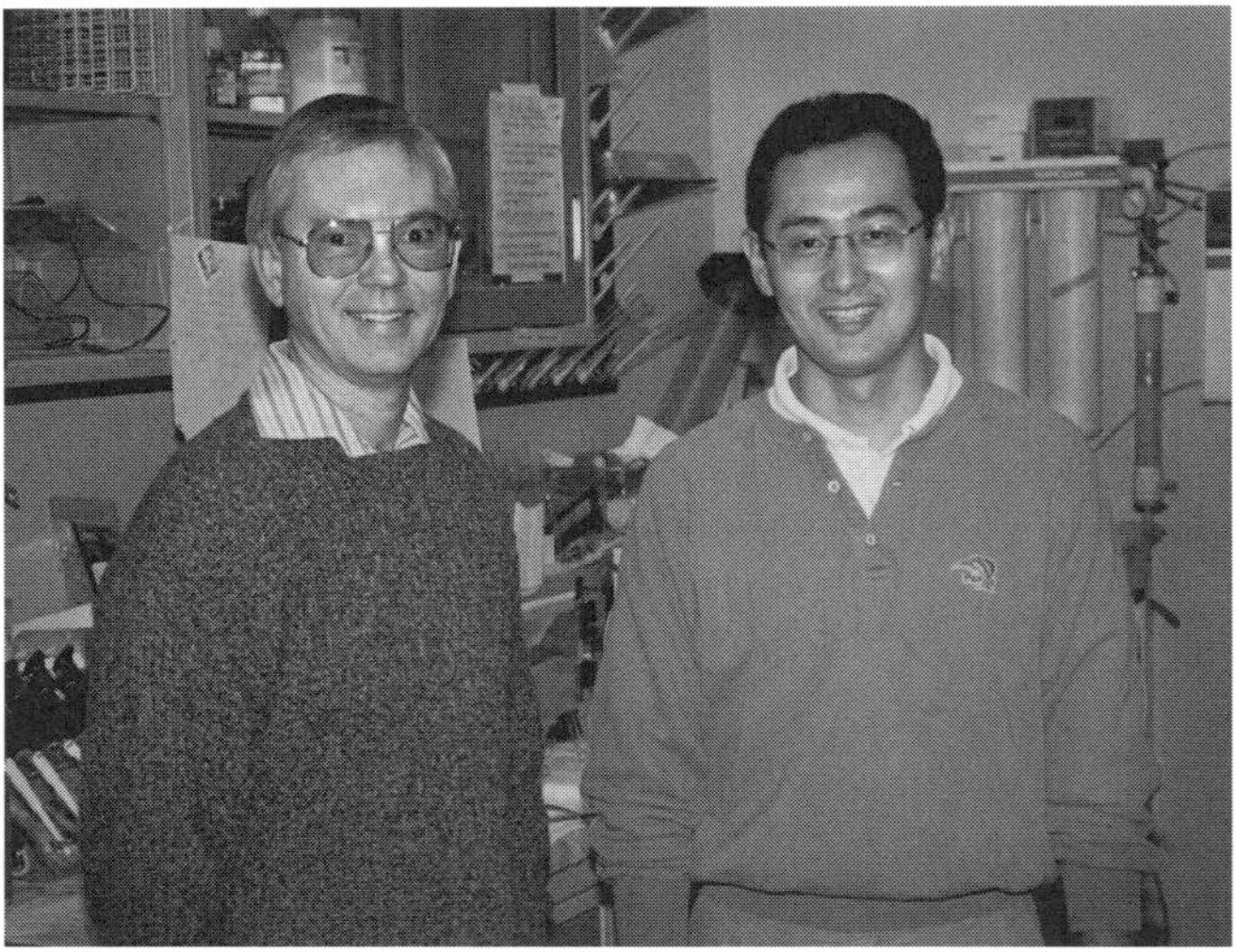

1995年《ねん》、グラッドストーン研究所《けんきゅうじょ》にて、トーマス・イネラリティ先生《せんせい》と

リカ人《じん》の死因《しいん》のトップは心臓病《しんぞうびょう》で、昔《むかし》から心臓病《しんぞうびょう》の研究《けんきゅう》に重点《じゅうてん》が置《お》かれてきました。グラッドストーン研究所《けんきゅうじょ》も、もともとは心臓病《しんぞうびょう》の研究《けんきゅう》をするために設立《せつりつ》された研究所《けんきゅうじょ》です。

「遺伝子《いでんし》が発現《はつげん》する」とは、遺伝子《いでんし》の情報《じょうほう》がＲＮＡ《アールエヌエー》*に伝《つた》えられ、ＲＮＡ《アールエヌエー》からタンパク質《しつ》*が合成《ごうせい》されることです。APOBEC-1《アポベックワン》はトムが発見《はっけん》した遺伝子《いでんし》でしたが、これを肝臓内《かんぞうない》でたくさん働《はたら》かせることで、血中《けっちゅう》コレステロール濃度《のうど》が下《さ》がるのではないかというのがトムの仮説《かせつ》でした。最近《さいきん》はやや下火《したび》になりましたが、当時《とうじ》、遺伝子治療《いでんしちりょう》が難病《なんびょう》に対《たい》する有望《ゆうぼう》な治療法《ちりょうほう》として脚光《きゃっこう》を浴《あ》びていました。そこでトムは、もしAPOBEC-1《アポベックワン》遺伝子《いでんし》に動脈硬化《どうみゃくこうか》を予防《よぼう》する効果《こうか》があるなら、家族性脂質異常症《かぞくせいししついじょうしょう》の遺伝子《いでんし》治療《ちりょう》に使《つか》えるのではないかと考《かんが》えたのです。

この仮説《かせつ》をたしかめるために、ぼくに与《あた》えられた課題《かだい》はトランスジェニックマウスを作《つく》ることです。トランスジェニックマウスは遺伝子改変《いでんしかいへん》マウスの一つで、ある特定《とくてい》の遺伝子《いでんし》の働《はたら》きを通常《つうじょう》よりも強《つよ》めたマウスのことです。ぼくは肝臓《かんぞう》のAPOBEC-1《アポベックワン》遺伝子《いでんし》の働《はたら》きを一〇倍《ばい》から二〇倍《ばい》強《つよ》めたトランスジェニックマウスを作《つく》ることになりました。早朝《そうちょう》から深《しん》夜《や》までまさにハードワークをした結果《けっか》、トランスジェニックマウスを何匹《なんびき》も作製《さくせい》することが

＊RNA《アールエヌエー》
RNAは、ribonucleic acidの略《りゃく》で、リボ核酸《かくさん》という。DNA《ディーエヌエー》と似《に》た構造《こうぞう》をしているが、基本骨格《きほんこっかく》となる糖《とう》がデオキシリボースではなく、リボースとなる。塩基《えんき》の種類《しゅるい》もDNAと一つ異《こと》なっており、チミンの代《か》わりにウラシルが使《つか》われている。

＊タンパク質《しつ》
遺伝子《いでんし》DNAの配列《はいれつ》を元《もと》に指定《してい》された順番《じゅんばん》で、アミノ酸《さん》が重合《じゅうごう》してできた高分子化合物《こうぶんしかごうぶつ》。生物《せいぶつ》の重要《じゅうよう》な構成成分《こうせいせいぶん》の一つ。体《からだ》の形《かたち》を作《つく》ったり、酵素《こうそ》として化学反応《かがくはんのう》を触媒《しょくばい》したり、様々《さまざま》な種類《しゅるい》のタンパク質《しつ》が体《からだ》の中《なか》には存在《そんざい》している。なお、タンパク（蛋白《たんぱく》）とは卵白《らんぱく》のことで、卵《たまご》の白身《しろみ》に多《おお》く含《ふく》まれていたことからこの名《な》がついた。

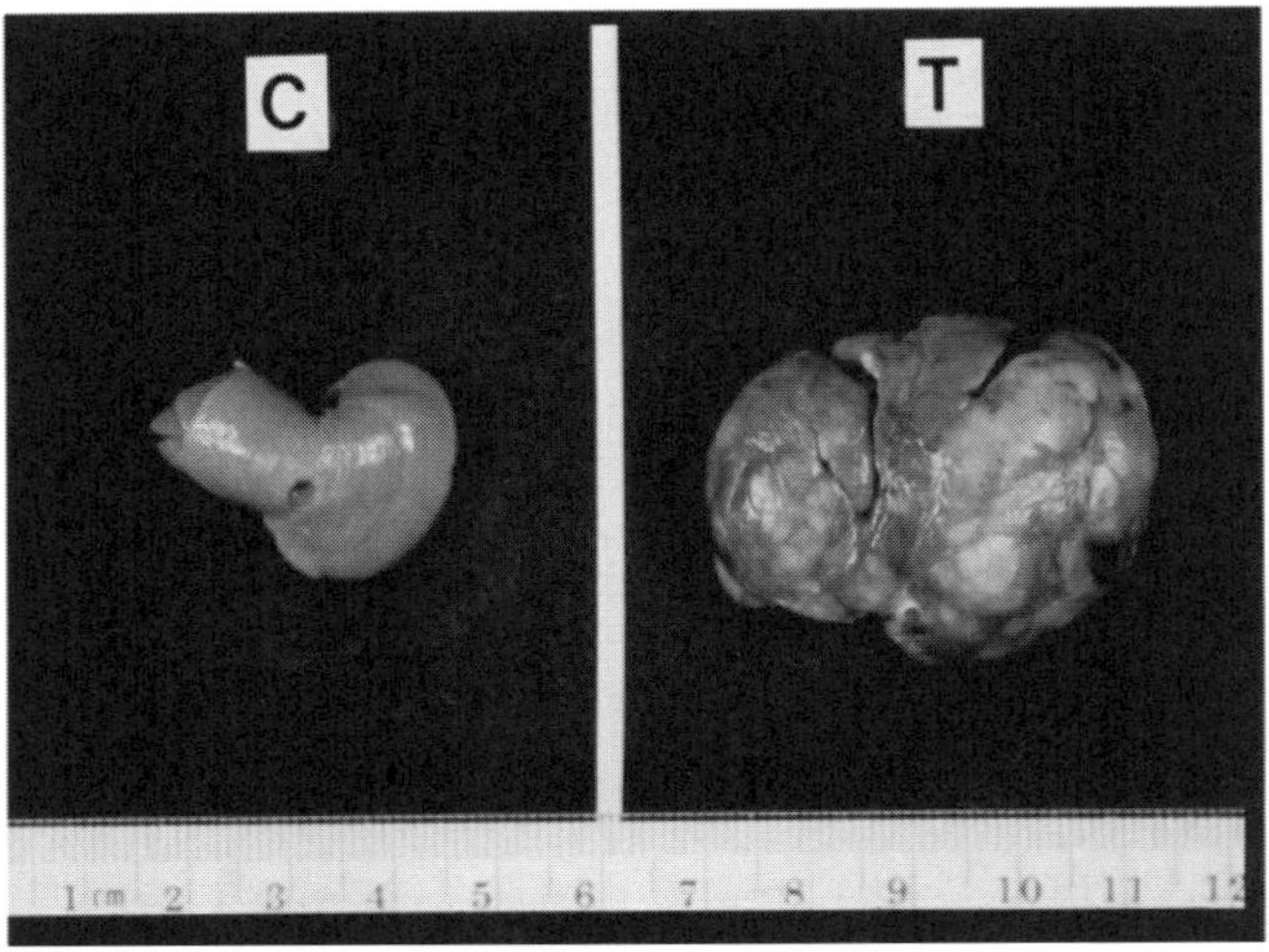

左《ひだり》が正常《せいじょう》な肝臓《かんぞう》。右《みぎ》が肝細胞《かんさいぼう》がんを起《お》こした肝臓《かんぞう》

できました。ここまでは順調《じゅんちょう》でしたが、さあ、これからこのマウスが動脈硬化《どうみゃくこうか》になりにくいのかどうか調《しら》べようと思《おも》っていたところ、とんでもないことが起《お》こります。

朝《あさ》、研究所《けんきゅうじょ》に着《つ》くと、ぼくと一緒《いっしょ》に働《はたら》いていた技術員《ぎじゅついん》の女性《じょせい》が血相《けっそう》を変《か》えて、「シンヤ、シンヤ」と駆《か》け寄《よ》ってきました。このころ、ぼくは「ヤマチュウ」から「シンヤ」に呼《よ》び名《な》が変《か》わっていました。

「どないしたん?」

「あんたのマウスがいっぱい妊娠《にんしん》してんねん」

「そりゃ、妊娠《にんしん》くらいするやろ」

「いや、妊娠《にんしん》してんのはオスやねん」

とわけのわからないことをいいます。もちろんやりとりは英語《えいご》ですが、大阪弁《おおさかべん》にするとこんな感《かん》じでした。

いくら科学《かがく》が驚《おどろ》きに満《み》ちているとはいえ、オスが妊娠《にんしん》するはずはなかろうと思《おも》いつつ、マウスの飼育室《しいくしつ》に行《い》くと、たしかに明日《あす》にでも赤《あか》ちゃんマウスが生《う》まれそうなくらいお腹《なか》がパンパンに膨《ふく》れたマウスがたくさんいました。オスもメスもです。

かわいそうですが、そのうち何匹《なんびき》かを解剖《かいぼう》してみました。中《なか》から出《で》てきたのは赤《あか》ちゃんマウスではなく、五倍《ばい》ほどに巨大化《きょだいか》した肝臓《かんぞう》です。通常《つうじょう》の肝臓《かんぞう》は赤《あか》みを帯《お》びてツルツルしているのですが、巨大化《きょだいか》した肝臓《かんぞう》は表面《ひょうめん》がボコボコしていました。調《しら》べてみると肝臓《かんぞう》の細胞《さいぼう》にできるがん、肝細胞《かんさいぼう》がんでした。APOBEC-1《アポベックワン》はがん遺伝子《いでんし》*だったのです。APOBEC-1《アポベックワン》遺伝子《いでんし》を治療《ちりょう》に使《つか》うなんてとんでもないことでした。この経験《けいけん》は、ぼくに

＊がん遺伝子《いでんし》
がん遺伝子《いでんし》にはさまざまな機能《きのう》があるが、その中《なか》に細胞《さいぼう》の増殖《ぞうしょく》をうながす作用《さよう》がある。がん遺伝子《いでんし》が変異《へんい》によって傷《きず》つき、この増殖《ぞうしょく》作用《さよう》が制御不能《せいぎょふのう》になるというのが、細胞《さいぼう》のがん化《か》にいたるメカニズムの一つと考《かんが》えられている。

とって大学院《だいがくいん》の最初《さいしょ》の実験《じっけん》で学《まな》んだ三つの教訓《きょうくん》の復習《ふくしゅう》になりました。つまり、科学《かがく》は驚《おどろ》きに満《み》ちていること、新治療法《しんちりょうほう》と新薬《しんやく》はいきなり患者《かんじゃ》さんに試《ため》さず動物実験《どうぶつじっけん》で安全性《あんぜんせい》と効《こう》果《か》をじゅうぶんたしかめること、そして先生《せんせい》のいうことをあまり信用《しんよう》してはならないことの三つです。

結果《けっか》を知《し》らせると、トムはさすがにガッカリしていました。効果《こうか》があると思《おも》っていたのに、効果《こうか》がないだけでなく、大《おお》きな害《がい》をもたらすことが判明《はんめい》したからです。一方《いっぽう》、ぼくもトムも同時《どうじ》に興奮《こうふん》していました。コレステロールの濃度《のうど》を調節《ちょうせつ》していると考《かんが》えられていた遺《い》伝子《でんし》がどうしてこんなに大《おお》きながんを作《つく》るのだろう。どうしてたった一個《こ》の遺伝子《いでんし》だけでこんなことになるのだろう。ぜひその仕組《しく》みを研究《けんきゅう》したいと思《おも》ったのです。

トムのことを、ぼくはいまでも尊敬《そんけい》していますが、彼《かれ》もぼくと同《おな》じようにこの研究《けんきゅう》に興《きょう》味《み》を持《も》ってくれました。そして、ぼくにその研究《けんきゅう》をさせてくれたのです。心臓病《しんぞうびょう》を研究《けんきゅう》するのがメインの研究所《けんきゅうじょ》で、がんを研究《けんきゅう》することは滅多《めった》にないことなので、トムが寛大《かんだい》だったのだと思《おも》います。

はじめて発見《はっけん》した遺伝子《いでんし》

グラッドストーンでぼくはほかの研究者《けんきゅうしゃ》の三倍《ばい》は働《はたら》いたと思《おも》います。ある実験《じっけん》の待《ま》ち時《じ》間《かん》を利用《りよう》して別《べつ》の実験《じっけん》をするなど、スケジュールをうまく調整《ちょうせい》していました。

医学部時代《いがくぶじだい》、学期《がっき》ごとの試験勉強《しけんべんきょう》では覚《おぼ》えることがたくさんあって結構大変《けっこうたいへん》でした。一方《いっぽう》、ラグビー部《ぶ》の活動《かつどう》もきつくて、なかなか勉強時間《べんきょうじかん》がとれない。そういう状況《じょうきょう》の中《なか》で、いつもどうすれば短時間《たんじかん》で効率《こうりつ》よく勉強《べんきょう》できるかということばかり考《かんが》えていました。その習慣《しゅうかん》が染《し》みついていたので、実験《じっけん》のときも、ほかの人《ひと》が一日《いちにち》一つしかやらないことを三つやれば三倍速《ばいはや》く実験《じっけん》ができるだろうと工夫《くふう》を重《かさ》ねたのです。

研究《けんきゅう》の結果《けっか》、それまで知《し》られていない新《あたら》しい遺伝子《いでんし》を見《み》つけました。医学《いがく》、生物学《せいぶつがく》の研究者《けんきゅうしゃ》にとって新《あたら》しい遺伝子《いでんし》を発見《はっけん》するというのは非常《ひじょう》に幸運《こううん》なことです。なぜかというと、遺伝子《いでんし》の数《かず》は、人間《にんげん》もマウスも全部《ぜんぶ》で三万個程度《まんこていど》しかありません。当時《とうじ》すでに一万《まん》五〇〇〇個《こ》は見《み》つかっていたので残《のこ》りはせいぜい一万《まん》五〇〇〇個《こ》。かなりたくさん残《のこ》っていると思《おも》われるかもしれませんが、世界中《せかいじゅう》に生物医学系《せいぶついがくけい》の研究者《けんきゅうしゃ》は何万人《なんまんにん》もいますから、誰《だれ》もが発見《はっけん》できるわけではないのです。

ぼくはこの遺伝子《いでんし》を「NAT 1《ナットワン》」と名付《なづ》けました。英語《えいご》でNovel《ノベル》 APOBEC-1《アポベックワン》 Target 1《ターゲットワン》の略《りゃく》です。Novel《ノベル》は「新《あたら》しい」という意味《いみ》で、Target《ターゲット》は「標的《ひょうてき》」という意味ですから、NAT1《ナットワン》は、APOBEC-1《アポベックワン》遺伝子《いでんし》を標的《ひょうてき》の一番目《ばんめ》とする新《あたら》しい遺伝子《いでんし》という意味《いみ》です。なんとも味気《あじけ》ない名称《めいしょう》です。

ぼくは、NAT1《ナットワン》遺伝子《いでんし》はAPOBEC-1《アポベックワン》遺伝子《いでんし》によって制御《せいぎょ》されているがん抑制《よくせい》遺伝子《いでんし》ではないかと考《かんが》えました。APOBEC-1《アポベックワン》遺伝子《いでんし》はがん遺伝子《いでんし》ですが、それによってがんにならないように抑制《よくせい》しているのが、NAT1《ナットワン》遺伝子《いでんし》ではないかという仮説《かせつ》を立《た》てたのです。

NAT1《ナットワン》遺伝子《いでんし》ががん抑制《よくせい》遺伝子《いでんし》であるかどうかをたしかめるため、ぼくはノックアウトマウスを作《つく》ることにしました。ほかの遺伝子《いでんし》はそのままでNAT1《ナットワン》遺伝子《いでんし》だけをノックアウト、つまり働《はたら》かないようにしたマウスを作《つく》るのです。もし仮説《かせつ》が正《ただ》しければ、このマウスにはがんがたくさんできることになります。

自分《じぶん》で作《つく》った仮説《かせつ》をたしかめるのですから、面白《おもしろ》さも格別《かくべつ》でした。しかも自分《じぶん》で発見《はっけん》した遺伝子《いでんし》の働《はたら》きを調《しら》べるというのは、研究者《けんきゅうしゃ》冥利《みょうり》に尽《つ》きるくらいうれしいことです。ぼくは夢中《むちゅう》でした。毎日《まいにち》、時間《じかん》が経《た》つのも忘《わす》れて実験《じっけん》していました。

後《うし》ろ髪《がみ》を引《ひ》かれながら帰国《きこく》

しかし、そのころアメリカに渡《わた》って三年《ねん》が経過《けいか》していました。ぼくはアメリカでもっと研《けん》究《きゅう》をしたいと思《おも》っていましたが、家族《かぞく》にとってはとても微妙《びみょう》な時期《じき》でした。長女《ちょうじょ》がちょうど学齢期《がくれいき》を迎《むか》え、アメリカか日本《にほん》か、どちらの小学校《しょうがっこう》に入《い》れるべきか選択《せんたく》を迫《せま》られました。ぼくたちは日本《にほん》で教育《きょういく》を受《う》けさせようと思《おも》いました。日本《にほん》の小学校《しょうがっこう》に入学《にゅうがく》するため、家族《かぞく》は帰国《きこく》しました。

アメリカでの三年間《ねんかん》は、ぼくたち家族《かぞく》にとってかけがえのない時間《じかん》でした。子《こ》どもができたのは大学院生《だいがくいんせい》のときでしたが、毎日《まいにち》の実験《じっけん》に加《くわ》えて、夜《よる》や週末《しゅうまつ》は生活費《せいかつひ》を稼《かせ》ぐために病《びょう》院《いん》で勤務《きんむ》もしていました。しかしアメリカでは昼間《ひるま》は研究所《けんきゅうじょ》、それ以外《いがい》は家《いえ》という生活《せいかつ》で、家族《かぞく》との絆《きずな》がとても強《つよ》くなりました。二人《ふたり》の子育《こそだ》てに自分《じぶん》も参加《さんか》できたことは、人生《じんせい》で最大《さいだい》の喜《よろこ》びです。給料《きゅうりょう》は安《やす》かったのですが、ぼくの母親《ははおや》や、家内《かない》の両親《りょうしん》の援助《えんじょ》も得《え》て、アメリカ国内《こくない》をあちこちと旅行《りょこう》することもできました。

そんな家族《かぞく》が帰国《きこく》してしまって、ぼくは一人《ひとり》アメリカに残《のこ》されたのです。寂《さび》しくてたまりませんでした。

しかし、アメリカでの研究《けんきゅう》はまさに佳境《かきょう》ですし、また帰国《きこく》したくても日本《にほん》に職《しょく》はありませんでした。寂《さび》しさを紛《まぎ》らわせるためもあって、ぼくは朝《あさ》から晩《ばん》までほとんど泊《と》まり込《こ》みで、研究《けんきゅう》に打《う》ち込《こ》みました。おかげで研究《けんきゅう》はぐんぐん進《すす》みました。

ちょうど目的《もくてき》のノックアウトマウスができかけたところで、後《うし》ろ髪《がみ》を引《ひ》かれる思《おも》いでしたが、家族《かぞく》が帰国《きこく》して半年後《はんとしご》の一九九六年《ねん》、自分《じぶん》も帰国《きこく》することを決《き》めました。

ありがたかったのは、トムが「シンヤ、NAT1《ナットワン》の研究《けんきゅう》、日本《にほん》でつづけたらええやん。(作《つく》りかけの)ノックアウトマウスができたら、日本《にほん》に送《おく》ったるで」(大阪弁訳《おおさかべんやく》)といってくれたことです。そのおかげで、アメリカでの研究《けんきゅう》をそのまま日本《にほん》でも継続《けいぞく》できることになりました。

日本学術振興会《にほんがくじゅつしんこうかい》の特別研究員《とくべつけんきゅういん》*に採用《さいよう》され、少《すく》ないながらも収入《しゅうにゅう》の目処《めど》も立《た》ちました。

トムとカーニー

ある日《ひ》、マウスの配送業者《はいそうぎょうしゃ》から、アメリカからマウスが届《とど》いているので伊丹《いたみ》の大阪空港《おおさかくうこう》まで受《う》け取《と》りに来《き》てほしいと連絡《れんらく》がありました。帰国《きこく》して二ヵ月後《げつご》、トムが約束通《やくそくどお》り、マウスを日本《にほん》へ送《おく》ってくれたのです。

配送業者《はいそうぎょうしゃ》から受《う》け取《と》りの日時《にちじ》も指定《してい》されましたが、そのときぼくは大阪市立大学医学部《おおさかしりつだいがくいがくぶ》で助手《じょしゅ》（現在《げんざい》の助教《じょきょう》）をしていて、講義《こうぎ》があるために自分《じぶん》で出向《でむ》くことができなかったので、家内《かない》に代《か》わりを頼《たの》みました。

当時《とうじ》は自家用車《じかようしゃ》もなく、帰国《きこく》したばかりで家計《かけい》に余裕《よゆう》がなかったため、タクシーに乗《の》っていくこともできません。家内《かない》は、小学生《しょうがくせい》と幼稚園児《ようちえんじ》の娘二人《むすめふたり》とともに空港《くうこう》バスで大阪空港《おおさかくうこう》へ行《い》き、マウスを受《う》け取《と》って、また空港《くうこう》バスで戻《もど》ってきました。娘《むすめ》らがマウスの入《はい》ったかごを抱《だ》きかかえていたようです。いまだに「満員《まんいん》のバスの中《なか》でネズミがチュウチュウ鳴《な》いて

＊日本学術振興会特別研究員《にほんがくじゅつしんこうかいとくべつけんきゅういん》
日本学術振興会《にほんがくじゅつしんこうかい》が日本国内《にほんこくない》の若手研究者《わかてけんきゅうしゃ》を採用《さいよう》し、生活《せいかつ》をするのにじゅうぶんな研究奨励金《けんきゅうしょうれいきん》（生活費《せいかつひ》）と年間《ねんかん》一五〇万円以内《まんえんいない》の研究費《けんきゅうひ》を支給《しきゅう》することで、研究《けんきゅう》に専念《せんねん》できる環境《かんきょう》を用意《ようい》することを目的《もくてき》とした制度《せいど》。特別研究員《とくべつけんきゅういん》に採用《さいよう》された際《さい》におこなう研究計画《けんきゅうけいかく》を、書類《しょるい》と面接《めんせつ》で審査《しんさ》し、採用者《さいようしゃ》を決定《けってい》する。例年《れいねん》、申請者《しんせいしゃ》のおよそ一〇％程度《パーセントていど》が採用《さいよう》されている。

大変《たいへん》やった」といわれます。

こんな経緯《けいい》があるせいか、届《とど》いたマウス三匹《びき》がかわいく思《おも》えて、オスのマウスに「トム」、メスのマウスにはトムの奥《おく》さんの名前《なまえ》をとって「カーニー」と名付《なづ》けて大切《たいせつ》に育《そだ》てました。三匹目《びきめ》は名前《なまえ》なしです。

さて、ぼくはNAT1《ナットワン》遺伝子《いでんし》をつぶしたノックアウトマウスの作製《さくせい》を進《すす》めました。そしてようやく完全《かんぜん》につぶすことに成功《せいこう》したのですが、ここで驚《おどろ》くべきことが起《お》こります。

くり返《かえ》しますが、ぼくの仮説《かせつ》は「NAT1《ナットワン》遺伝子《いでんし》はがん抑制《よくせい》遺伝子《いでんし》である」というものです。そしてこの仮説《かせつ》が正《ただ》しければ、NAT1《ナットワン》遺伝子《いでんし》をつぶしたノックアウトマウスにはがんがいっぱいできるはずです。

ところが、NAT1《ナットワン》遺伝子《いでんし》を完全《かんぜん》につぶしてしまったノックアウトマウスは生《う》まれてきませんでした。母《はは》マウスのお腹《なか》の中《なか》で、赤《あか》ちゃんになる前《まえ》に死《し》んでしまったからです。NAT1《ナットワン》遺伝子《いでんし》がないと、マウスは発生《はっせい》の初期《しょき》のある段階《だんかい》で成長《せいちょう》しなくなってしまう。つまり、がん抑制《よくせい》遺伝子《いでんし》だと思《おも》っていたNAT1《ナットワン》遺伝子《いでんし》が、じつはマウスの発生《はっせい》に必須《ひっす》の遺伝子《いでんし》だったのです。

道具《どうぐ》から研究《けんきゅう》対象《たいしょう》へ

NAT1《ナットワン》遺伝子《いでんし》をつぶすとマウスが生《う》まれてこない以上《いじょう》、成体《せいたい》のマウスを使《つか》った実験《じっけん》はできません。

そこで注目《ちゅうもく》したのがES細胞《イーエスさいぼう》＊です。

ぼくらの生命《せいめい》は、卵子《らんし》一個《こ》と精子《せいし》一個《こ》が結合《けつごう》して受精卵《じゅせいらん》になるところからスタートします。その点《てん》は人間《にんげん》もマウスもカエルも同《おな》じです。

＊ES細胞《イーエスさいぼう》

ES細胞《さいぼう》は胚盤胞《はいばんほう》の中《なか》にある内部細胞塊《ないぶさいぼうかい》をバラバラにして培養《ばいよう》したもの。内部細胞塊《ないぶさいぼうかい》はそのまま母胎《ぼたい》で細胞分裂《さいぼうぶんれつ》が進《すす》めば、心臓《しんぞう》、神経《しんけい》、筋肉《きんにく》などさまざまな細胞《さいぼう》に分化《ぶんか》していく。一方《いっぽう》、胚盤胞《はいばんほう》を取《と》り囲《かこ》む外壁《がいへき》にあたる栄養外胚葉《えいようがいはいよう》に由来《ゆらい》するのが、胎盤《たいばん》だ。

自然《しぜん》な条件《じょうけん》で胎盤《たいばん》も含《ふく》めてあらゆる細胞《さいぼう》を作《つく》りだすことができるのは受精卵《じゅせいらん》だけだ。その意味《いみ》で、受精卵《じゅせいらん》は「全能性《ぜんのうせい》」（totipotency）を持《も》っている。それに対《たい》してES細胞《さいぼう》は多能性《たのうせい》（pluripotency）、ニューロンやグリア細胞《さいぼう》へ分化《ぶんか》する神経幹《しんけいかん》細胞《さいぼう》、赤血球《せっけっきゅう》やリンパ球《きゅう》などに分化《ぶんか》する造血幹細胞《ぞうけつかんさいぼう》など限《かぎ》られた細胞《さいぼう》にしか分化《ぶんか》できない幹細胞《かんさいぼう》は英語《えいご》ではmultipotencyを持《も》っているといわれる（multipotencyに対《たい》する適当《てきとう》な日本語訳《にほんごやく》がない）。ES細胞《さいぼう》やiPS細胞《アイピーエスさいぼう》についてはわかりやすさから、多能性《たのうせい》ではなく万能性《ばんのうせい》を持《も》つと表現《ひょうげん》されることが多《おお》い。

受精卵《じゅせいらん》一個《こ》が二個《こ》になり、二個《こ》から四個《こ》になり、というように次々《つぎつぎ》と細胞分裂《さいぼうぶんれつ》（卵割《らんかつ》）をくり返《かえ》し、数日経《すうじつた》つと、「胚《はい》」と呼《よ》ばれる状態《じょうたい》になります。胚《はい》は、やがてお母《かあ》さんの子宮《しきゅう》の壁《かべ》に潜《もぐ》りこみます。これが着床《ちゃくしょう》で、この時点《じてん》で妊娠《にんしん》が成立《せいりつ》です。その後《あと》、胚《はい》は母体《ぼたい》からさまざまな栄養《えいよう》や酸素《さんそ》をあたえられながら、さらに分裂《ぶんれつ》をくり返《かえ》すうちに、さまざまな臓器《ぞうき》ができ、赤《あか》ちゃんになっていくわけです。

かわいそうではあるのですが、着床《ちゃくしょう》する直前《ちょくぜん》の胚《はい》を体外《たいがい》に取《と》り出《だ》し、実験室《じっけんしつ》でバラバラにして培養《ばいよう》したものがES細胞《イーエスさいぼう》です。ES細胞《イーエスさいぼう》は、Embryonic Stem Cells《エンブリオニック ステム セルズ》のことです。Embryo《エンブリオ》が胚《はい》、Stem Cell《ステム セル》は幹細胞《かんさいぼう》のことですが、胚《はい》から作《つく》った幹細胞《かんさいぼう》なので、ES細胞《イーエスさいぼう》は日本語《にほんご》では胚性幹細胞《はいせいかんさいぼう》とも呼《よ》ばれています。一九八一年《ねん》にイギリスのマーティン・エヴァンズらがはじめてマウスのES細胞《イーエスさいぼう》を長期培養《ちょうきばいよう》することに成功《せいこう》しました。

万能細胞《ばんのうさいぼう》と呼《よ》ばれているES細胞《イーエスさいぼう》にはほかの細胞《さいぼう》にない大《おお》きな特徴《とくちょう》が二つあります。一つ目《め》は、増殖力《ぞうしょくりょく》が非常《ひじょう》に高《たか》いこと。ほかの細胞《さいぼう》はある一定回数増殖《いっていかいすうぞうしょく》したらそれ以上《いじょう》増《ふ》えないという限界《げんかい》がありますが、ES細胞《イーエスさいぼう》の場合《ばあい》、一億個《おくこ》でもかんたんに増《ふ》やせます。場所《ばしょ》とお金《かね》さえあれば、一兆個《ちょうこ》に増《ふ》やすこともできる。なお、このようにいくらでも培養《ばいよう》をつ

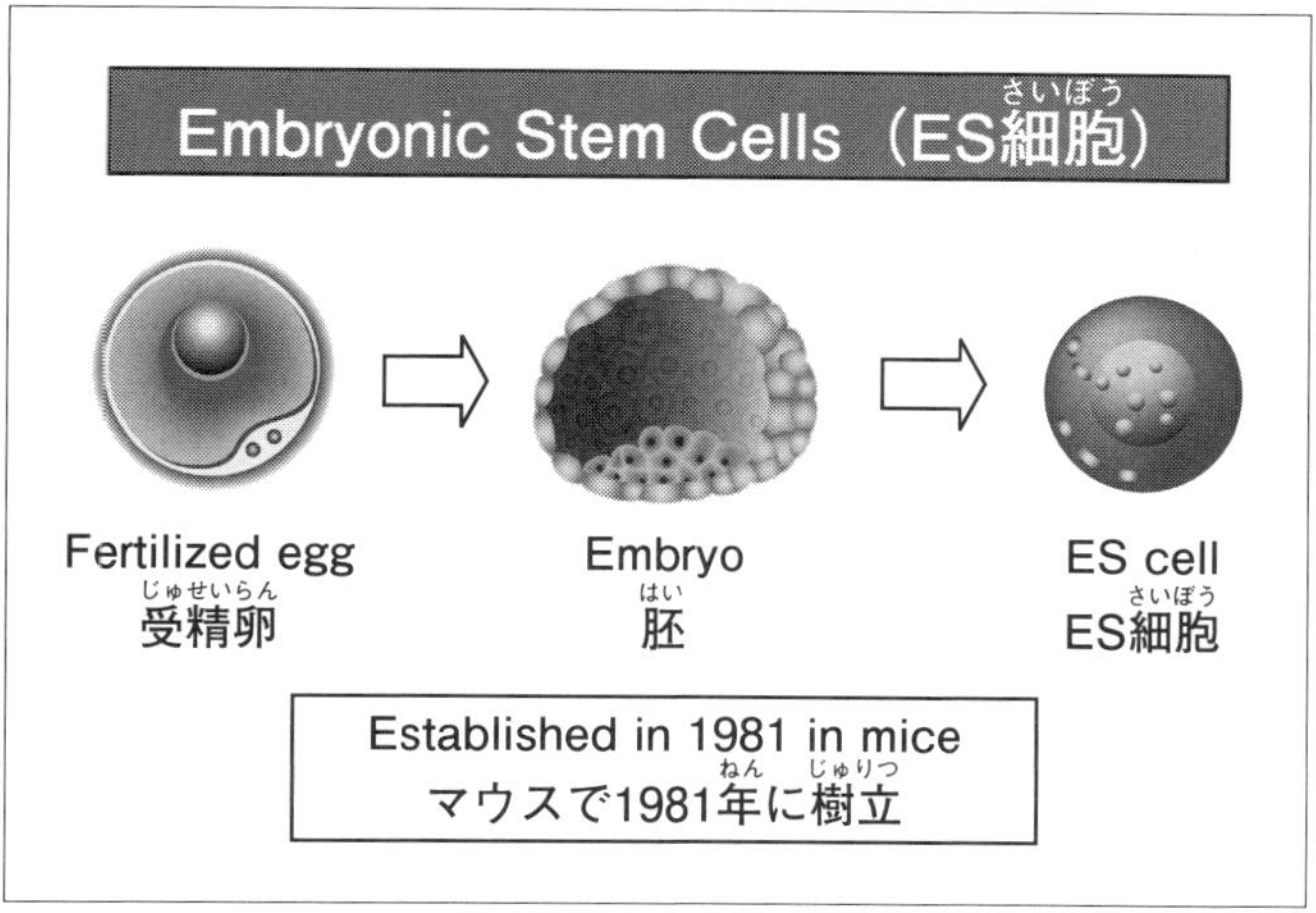

づけられる細胞《さいぼう》のことを、専門用語《せんもんようご》で「細胞株《さいぼうかぶ》」と呼《よ》びます。

もう一つの特徴《とくちょう》は、ES《イーエス》細胞《さいぼう》から神経細胞《しんけいさいぼう》や筋肉細胞《きんにくさいぼう》などぼくらの体《からだ》を構成《こうせい》している二〇〇種類以上《しゅるいいじょう》の細胞《さいぼう》をすべて作《つく》りだすことができることです。これを専門用語《せんもんようご》で「分化多能性《ぶんかたのうせい》」といいます。

さて、NAT1《ナットワン》遺伝子《いでんし》をつぶしたES《イーエス》細胞《さいぼう》を培《ばい》養《よう》してみたところ、増殖力《ぞうしょくりょく》にはなにも影響《えいきょう》がないようでした。ふつうのES《イーエス》細胞《さいぼう》と同《おな》じようにどんどん増《ふ》えつづけました。ところが、なんとE《イー》S《エス》細胞《さいぼう》のもう一つの特徴《とくちょう》である分化多能性《ぶんかたのうせい》が失《うしな》われていたのです。つまり、NAT1《ナットワン》遺伝子《いでんし》はE《イー》S《エス》細胞《さいぼう》の分化多能性《ぶんかたのうせい》に必須《ひっす》の遺伝子《いでんし》だったわけです。「またか」と思《おも》いました。

「科学《かがく》は驚《おどろ》きに満《み》ちている」

研究人生《けんきゅうじんせい》で何度目《なんどめ》かの「驚《おどろ》き」でした。そして、この瞬間《しゅんかん》からES細胞《イーエスさいぼう》に対《たい》する興味《きょうみ》ががぜん高《たか》まってきたのです。

それまでぼくにとってES細胞《イーエスさいぼう》はノックアウトマウスを作《つく》るための道具《どうぐ》にすぎませんでした。三万個以上《まんこいじょう》ある遺伝子《いでんし》から目的《もくてき》の遺伝子《いでんし》だけを破壊《はかい》(ノックアウト)するために、相同組《そうどうく》み換《か》えという現象《げんしょう》を使《つか》います。何万回《なんまんかい》に一回《かい》しか成功《せいこう》しない効率《こうりつ》の低《ひく》い現象《げんしょう》です。受精卵《じゅせいらん》で目的遺伝子《もくてきいでんし》をノックアウトしようとすると、何万個《なんまんこ》もの受精卵《じゅせいらん》を用《もち》いる必要《ひつよう》があり、実際上不可能《じっさいじょうふかのう》です。

しかしES細胞《イーエスさいぼう》なら、たくさん増《ふ》やすことができるので、効率《こうりつ》の悪《わる》さをカバーできます。目的《もくてき》の遺伝子《いでんし》だけがノックアウトされたES細胞《イーエスさいぼう》だけをうまく選《えら》んで(そのための方法《ほうほう》があります)、それをマウスの受精卵《じゅせいらん》に一〇個程度《こていど》、注入《ちゅうにゅう》します。そしてES細胞《イーエスさいぼう》を注入《ちゅうにゅう》した受精卵《じゅせいらん》を、仮親《かりおや》の母《はは》マウスの子宮《しきゅう》に注入《ちゅうにゅう》すると、ちゃんと赤《あか》ちゃんマウスが生《う》まれてきます。

この赤《あか》ちゃんマウスは、外《そと》から注入《ちゅうにゅう》したES《イーエス》細胞《さいぼう》に由来《ゆらい》する細胞《さいぼう》と、元《もと》からあった受精《じゅせい》卵《らん》に由来《ゆらい》する細胞《さいぼう》の両方《りょうほう》を持《も》つことになり、キメラマウスと呼《よ》ばれます。キメラマウスの中《なか》では、精子《せいし》や卵子《らんし》もES《イーエス》細胞《さいぼう》由来《ゆらい》のものがありますので、これらを交配《こうはい》することにより、ES《イーエス》細胞《さいぼう》に由来《ゆらい》するノックアウトマウスを作《つく》ることができるのです。

ぼくはもともと、遺伝子改変《いでんしかいへん》マウスの作製技術《さくせいぎじゅつ》を身《み》につけたいと思《おも》ってアメリカへ留学《りゅうがく》したくらいですから、もちろんES《イーエス》細胞《さいぼう》を日常的《にちじょうてき》に使《つか》っていました。ただし、あくまで道具《どうぐ》としてであって研究対象《けんきゅうたいしょう》としてではありません。目的《もくてき》のノックアウトマウスができたら、ES《イーエス》細胞《さいぼう》は凍《こお》らせて保存《ほぞん》し、その後《ご》、使《つか》うことはありませんでした。それが帰国《きこく》してNAT1《ナットワン》遺伝子《いでんし》の働《はたら》きを追究《ついきゅう》していくうちに、ES《イーエス》細胞《さいぼう》そのものに興味《きょうみ》がわいてきました。それ以来《いらい》、今日《こんにち》にいたるまでずっと、ぼくはES《イーエス》細胞《さいぼう》に関《かか》わる研究《けんきゅう》をしつづけています。

アメリカ後《ご》うつ病《びょう》「PAD《ピーエーディー》」

しかし、帰国《きこく》して一年《ねん》もしないうちに、ぼくはPAD《ピーエーディー》という病気《びょうき》にかかってしまいました。PAD《ピーエーディー》とはポスト・アメリカ・ディプレッション（Post America Depression）の略《りゃく》で、日本語《にほんご》にすれば「アメリカ後《ご》うつ病《びょう》」です。正式《せいしき》にこういう名称《めいしょう》の病気《びょうき》があるわけではありません。アメリカ留学経験《りゅうがくけいけん》のある仲間《なかま》らと勝手《かって》に付《つ》けた病名《びょうめい》です。

グラッドストーン研究所《けんきゅうじょ》は、スタッフもじゅうぶんな数《かず》がいて、研究費《けんきゅうひ》も潤沢《じゅんたく》でした。研究《けんきゅう》テーマについて気軽《きがる》に意見交換《いけんこうかん》できる相手《あいて》もたくさんいました。当時所長《とうじしょちょう》だったメーリー先生《せんせい》が作《つく》ったすばらしい研究環境《けんきゅうかんきょう》の中《なか》で、研究者《けんきゅうしゃ》は好《す》きな研究《けんきゅう》さえしていればよかったのです。

こうしたアメリカの研究環境《けんきゅうかんきょう》と帰国後《きこくご》の研究環境《けんきゅうかんきょう》は対照的《たいしょうてき》でした。辛《つら》かったのはマウスの世話《せわ》でした。*トムがアメリカから送《おく》ってくれた三匹《びき》のマウスは一ヵ月後《げつご》には二〇匹《ぴき》に、半年後《はんとしご》には二〇〇匹《ぴき》くらいに増《ふ》えました。まさにねずみ算式《ざんしき》に増《ふ》えていくのです。

アメリカでもマウスがねずみ算式《ざんしき》に増《ふ》えるのは日本《にほん》と同《おな》じです。しかし、たいていのアメリカの研究機関《けんきゅうきかん》や大学《だいがく》では、マウスの世話《せわ》をしてくれる専門《せんもん》のスタッフがいて、サポート体制《たいせい》がしっかりしているため、研究者《けんきゅうしゃ》は研究《けんきゅう》に集中《しゅうちゅう》することができます。ところが日本《にほん》に帰《かえ》ってみると、ぼくは自分《じぶん》でマウスの世話《せわ》をしなければならなくなりました。

ペットを飼《か》ったことがある人《ひと》ならおわかりのように、エサやりから糞尿《ふんにょう》の始末《しまつ》まで、動《どう》物《ぶつ》を飼《か》うのには大変《たいへん》な労力《ろうりょく》を要《よう》します。マウスのかごは何十《なんじゅう》とありましたが、かごの床敷《ゆかじ》きを例《れい》にとれば、糞《ふん》でいっぱいの床敷《ゆかじ》きの洗浄《せんじょう》と新《あたら》しいものとの交換《こうかん》を、週《しゅう》二回《かい》おこなっていました。途中《とちゅう》からは学生《がくせい》さんや留学生《りゅうがくせい》の人《ひと》に助《たす》けてもらえるようになりましたが、最初《さいしょ》は自分《じぶん》ですべておこなっていました。自分《じぶん》は研究者《けんきゅうしゃ》なのかマウスの世話係《せわがかり》なのかわからなくなるくらいでした。ある日《ひ》、娘《むすめ》が小学校《しょうがっこう》から帰宅《きたく》する姿《すがた》がマウス飼育室《しいくしつ》の窓《まど》から見《み》えたとき、情《なさ》けなくて涙《なみだ》が出《で》てきました。

しかしもっと辛《つら》かったのは、自分《じぶん》の研究《けんきゅう》を理解《りかい》してくれる人《ひと》が周囲《しゅうい》にほとんどいなかったことです。「ヤマチュウ、その研究《けんきゅう》も面白《おもしろ》いと思《おも》うけど、もうちょっと医学《いがく》の役《やく》に立《た》つことをしたほうがええんやないか」というアドバイスを受《う》けたこともあります。いまではES《イーエス》

＊マウスの世話《せわ》

実験用《じっけんよう》のマウスはケージと呼《よ》ばれるかごの中《なか》で飼育《しいく》される。プラスチックの深《ふか》さのある容器《ようき》の上側《うわがわ》に鉄格子《てつごうし》のような金属《きんぞく》の蓋《ふた》をする。蓋《ふた》には凹《くぼ》んでいる場所《ばしょ》があって、そこにマウス用《よう》のエサを入《い》れたり、水《みず》の容器《ようき》を差《さ》したりできる。床敷《ゆかじ》きを数《すう》日《じつ》に一回《かい》、定期的《ていきてき》に交換《こうかん》したり、エサを追加《ついか》したり、水《みず》を与《あた》えたり、汚《よご》れたケージを洗浄《せんじょう》したりと、簡単《かんたん》ではあるが手間《てま》のかかる作業《さぎょう》が多《おお》い。マウスはしっぽを掴《つか》んで移動《いどう》させるが、慣《な》れていないとマウスが嫌《いや》がって手《て》に噛《か》み付《つ》くので、注意《ちゅうい》が必要《ひつよう》。たくさんの数《かず》のマウスを世話《せわ》していると、表情《ひょうじょう》がわかるという人《ひと》もいる。

細胞《さいぼう》の研究《けんきゅう》が医学《いがく》に役立《やくだ》つことを疑《うたが》う人《ひと》はいないと思《おも》いますが、当時《とうじ》はまだマウスのES《イーエス》細胞《さいぼう》しかありませんでした。ヒトのES細胞《イーエスさいぼう》の培養《ばいよう》には誰《だれ》も成功《せいこう》しておらず、いつできるか見通《みとお》しも立《た》っていない状況《じょうきょう》でした。

もう研究《けんきゅう》をやめて、手術《しゅじゅつ》が下手《へた》でも整形外科医《せいけいげかい》に戻《もど》ったほうがましなんじゃないか。ただ、ここで研究《けんきゅう》をやめたら、臨床医《りんしょうい》の世界《せかい》から逃《に》げ出《だ》して以来《いらい》、二回目《かいめ》の挫折《ざせつ》になる。それはあまりに情《なさ》けない。

研究《けんきゅう》をやめるべきかつづけるべきか迷《まよ》っているうちに、朝《あさ》も起《お》きられなくなっていきました。アメリカでは六時起床《じきしょう》だったのに、日本《にほん》では九時《じ》になってもベッドから出《で》られなかったのです。本当《ほんとう》のうつ病《びょう》ではありませんが、PAD《ピーエーディー》が進行《しんこう》して、やる気《き》をかなり失《うしな》っていました。心配《しんぱい》を募《つの》らせた家内《かない》に「もう研究《けんきゅう》をやめては」といわれたこともあります。本当《ほんとう》に研究《けんきゅう》をやめる一歩手前《いっぽてまえ》のところまできていました。

二つのうれしい出来事《できごと》

しかし、一九九八年《ねん》一一月《がつ》、驚《おどろ》くべきニュースがアメリカからもたらされました。ヒト

ES細胞《イーエスさいぼう》の作製成功《さくせいせいこう》というニュースです。ウィスコンシン大学《だいがく》のジェイムズ・トムソン教《きょう》授《じゅ》が、着床直前《ちゃくしょうちょくぜん》のヒトの胚《はい》を取《と》り出《だ》し、マウスと同《おな》じように高《たか》い増殖力《ぞうしょくりょく》と分化多能性《ぶんかたのうせい》を持《も》つES細胞《イーエスさいぼう》を作《つく》ることに成功《せいこう》したのです。

これによって、ES細胞研究《イーエスさいぼうけんきゅう》が急《きゅう》に大《おお》きな注目《ちゅうもく》を集《あつ》めるようになりました。

ヒトES細胞《イーエスさいぼう》を大量《たいりょう》に増《ふ》やした後《あと》、適切《てきせつ》な刺激《しげき》を与《あた》えることで、さまざまな種類《しゅるい》の細胞《さいぼう》に分化《ぶんか》させることができます。神経細胞《しんけいさいぼう》、心筋細胞《しんきんさいぼう》、膵臓細胞《すいぞうさいぼう》などを大量《たいりょう》に作《つく》りだすことができる。こうしてES細胞《イーエスさいぼう》から作《つく》りだしたさまざまな元気《げんき》な細胞《さいぼう》を、たとえば脊髄損《せきずいそん》傷《しょう》、心不全《しんふぜん》、糖尿病《とうにょうびょう》など病気《びょうき》に苦《くる》しむ患者《かんじゃ》さんに移植《いしょく》することで病気《びょうき》を治療《ちりょう》できるのではないか。そういう再生医療《さいせいいりょう》の切《き》り札《ふだ》として期待《きたい》されるようになりました。

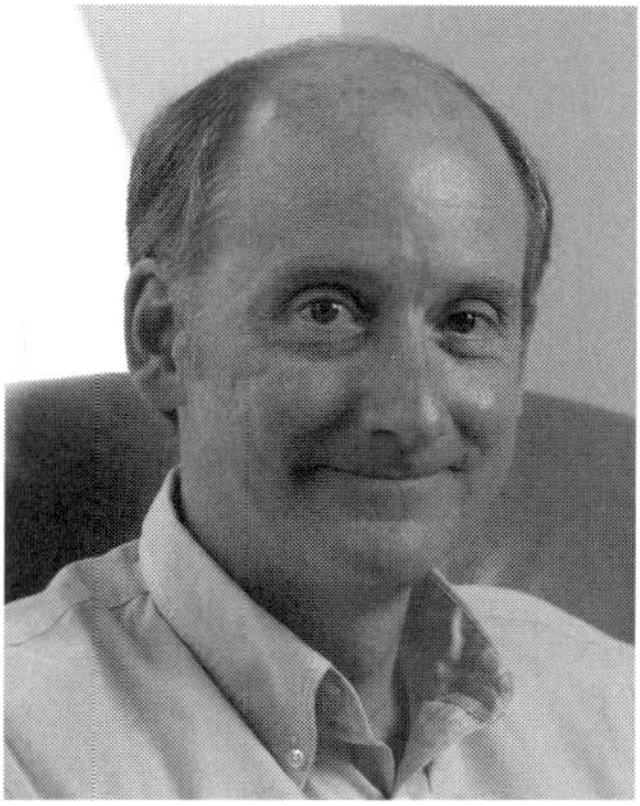

ウィスコンシン大学《だいがく》のジェイムズ・トムソン教授《きょうじゅ》

「もうちょっと医学《いがく》に関係《かんけい》することをしたほうがええんやないか」といわれ、ES細胞《イーエスさいぼう》の研《けん》究《きゅう》をあきらめようと思《おも》っていたのに、研究《けんきゅう》テーマを変《か》えずに、ＥＳ細胞《イーエスさいぼう》の研究《けんきゅう》をつづけていれば、医学《いがく》の役《やく》に立《た》てる可能性《かのうせい》が大《おお》きくなってきたのです。これで、ぼくのＰＡＤ《ピーエーディー》はかなり軽減《けいげん》しました。

ただし、これだけではＰＡＤ《ピーエーディー》から完全《かんぜん》に回復《かいふく》することはできなかったでしょう。トムソン教授《きょうじゅ》がヒトＥＳ細胞《イーエスさいぼう》の作製《さくせい》に成功《せいこう》した翌年《よくとし》、もう一つラッキーなことがありました。奈《な》良先端科学技術大学院大学《らせんたんかがくぎじゅつだいがくいんだいがく》（奈良先端大《ならせんたんだい》）の助教授《じょきょうじゅ》（現在《げんざい》の准教授《じゅんきょうじゅ》）のポストを得《え》ることができたのです。

それまで医学《いがく》・生物学関係《せいぶつがくかんけい》の雑誌《ざっし》に掲載《けいさい》されている求人広告《きゅうじんこうこく》を見《み》ては、あちこちに応募《おうぼ》していました。ところが、すべて不採用《ふさいよう》。コネも何《なに》もないのですから当《あ》たり前《まえ》です。ＰＡ《ピーエー》Ｄ《ディー》で応募《おうぼ》する気《き》もなくなっていました。しかし、奈良先端大《ならせんたんだい》の求人《きゅうじん》は「大学《だいがく》でノックアウトマウス技術《ぎじゅつ》を提供《ていきょう》するシステムを作《つく》るとともに、研究室《けんきゅうしつ》を主宰《しゅさい》し関連《かんれん》する研究《けんきゅう》をおこなう」というぼくにとってとても魅力的《みりょくてき》なものでした。きっとダメだろうと思《おも》いましたが、ダメ元《もと》で応募《おうぼ》したのです。

焦《あせ》ったのは面接《めんせつ》のときです。

「あなたはノックアウトマウスを作《つく》れますか？　作《つく》れないと相当《そうとう》まずいことになります」

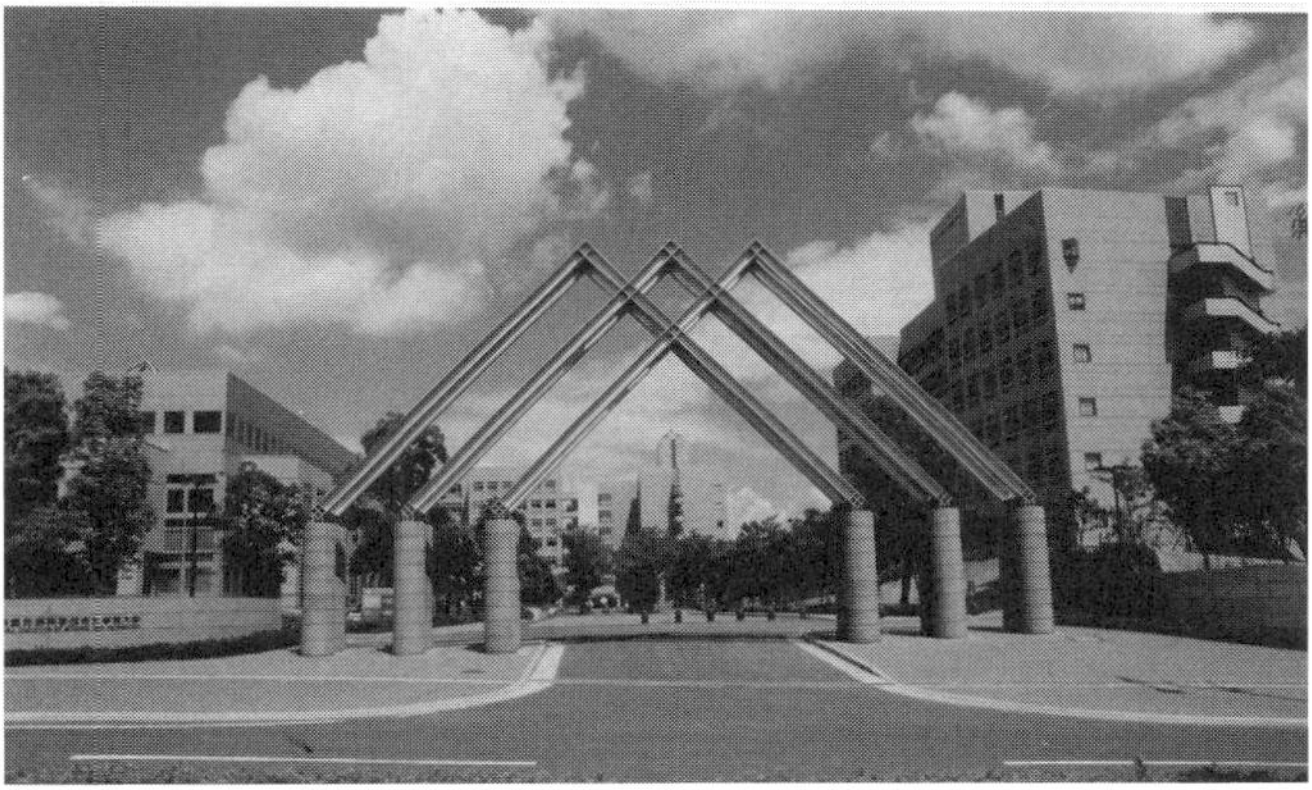

奈良先端科学技術大学院大学《ならせんたんかがくぎじゅつだいがくいんだいがく》。1991年《ねん》に大学院《だいがくいん》だけの大学《だいがく》として設置《せっち》。情報科学研究科《じょうほうかがくけんきゅうか》、バイオサイエンス研究科《けんきゅうか》、物質創成科学研究科《ぶっしつそうせいかがくけんきゅうか》からなる

たしかにノックアウトマウスを使《つか》って研究《けんきゅう》をしていましたが、それを自分《じぶん》だけで作《つく》れるかどうかは別問題《べつもんだい》でした。アメリカでぼくがノックアウトマウスを作《つく》れたのは、技術員《ぎじゅついん》の人《ひと》たちの協力《きょうりょく》があったからこそです。一人《ひとり》で作《つく》れるかどうかについてはまったく自信《じしん》がありませんでした。

しかし、もしここで正直《しょうじき》に「一人《ひとり》ではできません」と答《こた》えれば、「お帰《かえ》りください」となるのは明白《めいはく》です。後《あと》は野《の》となれ山《やま》となれの思《おも》いで、「できます。すぐできます」と答《こた》えました。

もしダメだったら、研究者《けんきゅうしゃ》をきっぱりやめるつもりでした。やめるきっかけとして応募《おうぼ》したのですが、人生《じんせい》もまた驚《おどろ》きに満《み》ちているも

ので、なんと採用《さいよう》されました。

あとから考《かんが》えてみると、このときの面接《めんせつ》でいちばん役《やく》に立《た》ったのは、プレゼン力《りょく》でした。ぼくはアメリカ留学時代《りゅうがくじだい》に学《まな》んだように、ポインターをなるべく動《うご》かさず、ピタッと止《と》めるように心《こころ》がけて発表《はっぴょう》しました。すると、プレゼンの後《あと》、選考委員長《せんこういいんちょう》の先生《せんせい》から、そのことを褒《ほ》められ、「あなたはしっかりした教育《きょういく》を受《う》けていると思《おも》った」といってもらえたのです。植物《しょくぶつ》がご専門《せんもん》の先生《せんせい》だったので、ぼくの研究《けんきゅう》テーマの良《よ》し悪《あ》しよりも、プレゼンの仕方《しかた》で採用《さいよう》されたのかもしれません。

新入生争奪戦《しんにゅうせいそうだつせん》

一九九九年《ねん》一二月《がつ》、ぼくは奈良先端大《ならせんたんだい》に助教授《じょきょうじゅ》として採用《さいよう》されました。上《うえ》に教授《きょうじゅ》がいないＰＩ《ピーアイ》（研究室主宰者《けんきゅうしつしゅさいしゃ》）としての採用《さいよう》でした。はじめて独立《どくりつ》した自分《じぶん》のラボ＊を持《も》てることになったのです。

奈良先端大《ならせんたんだい》は、アメリカの研究所《けんきゅうじょ》に劣《おと》らない、すばらしい研究環境《けんきゅうかんきょう》を備《そな》えていました。高額《こうがく》の研究装置《けんきゅうそうち》がたくさんありましたし、国立大学《こくりつだいがく》の中《なか》では研究費《けんきゅうひ》も多《おお》いほうでした。

しかも全国《ぜんこく》から優秀《ゆうしゅう》な学生《がくせい》が集《あつ》まってきていました。学生《がくせい》といっても大学院大学《だいがくいんだいがく》なので、みんなどこかの大学《だいがく》を卒業《そつぎょう》した大学院生《だいがくいんせい》ばかりです。

恵《めぐ》まれた研究環境《けんきゅうかんきょう》に移《うつ》って、ぼくのPAD《ピーエーディー》もウソのように消《き》えつつありましたが、困《こま》ったこともありました。一二月《がつ》に着任早々《ちゃくにんそうそう》、ぼくは奈良先端大関係者《ならせんたんだいかんけいしゃ》からこう聞《き》かされました。

バイオサイエンス研究科《けんきゅうか》には毎年《まいとし》一二〇名《めい》ほどの新入生《しんにゅうせい》が入《はい》ってくる。新入生《しんにゅうせい》たちはみなどこかの研究室《けんきゅうしつ》に配属《はいぞく》されるが、研究室《けんきゅうしつ》を選《えら》ぶ権利《けんり》は学生《がくせい》にある。人気《にんき》のある研究《けんきゅう》室《しつ》には希望者《きぼうしゃ》が殺到《さっとう》し、入試《にゅうし》の成績上位者《せいせきじょういしゃ》から優先的《ゆうせんてき》に配属《はいぞく》されていく。あまり人気《にんき》のないところには、人気《にんき》のある研究室《けんきゅうしつ》に入《はい》れなかった学生《がくせい》が入《はい》ってくる。もっと人気《にんき》のないところには誰《だれ》も来《こ》ない。約《やく》一二〇名《めい》を二〇ほどの研究室《けんきゅうしつ》で奪《うば》い合《あ》う新入生争奪戦《しんにゅうせいそうだつせん》が翌《よく》四月《がつ》に

*ラボ
研究室《けんきゅうしつ》のこと。日本《にほん》の大学院《だいがくいん》では講座制《こうざせい》をとっていることが多《おお》く、一つの研究室《けんきゅうしつ》のトップに教授《きょうじゅ》がおり、教授《きょうじゅ》が決《き》める大《おお》きな研究方針《けんきゅうほうしん》の中《なか》で、その下《した》に准教授《じゅんきょうじゅ》や講師《こうし》、助教《じょきょう》といった教員《きょういん》がそれぞれサポートをする形《かたち》で研究《けんきゅう》を進《すす》めている。一方《いっぽう》、CiRA《サイラ》などは、PI《ピーアイ》（Principal Investigator：主任研究者《しゅにんけんきゅうしゃ》）制《せい》を取《と》っており、こちらでは各教員《かくきょういん》がそれぞれ独自《どくじ》の研究室《けんきゅうしつ》を主宰《しゅさい》するため、助教《じょきょう》であっても独自《どくじ》の考《かんが》えに基《もと》づいて自由《じゆう》な発想《はっそう》のもとで研究《けんきゅう》がおこなえる。

はじまる――。

これを聞《き》いてぼくはあわてました。

大学院大学《だいがくいんだいがく》で、ラボに大学院生《だいがくいんせい》がゼロというのは、なんとしても避《さ》けたい事態《じたい》です。しかしぼくはかなり不利《ふり》な状況《じょうきょう》にありました。

バイオサイエンス研究科《けんきゅうか》の中《なか》で、ぼく以外《いがい》はみんな教授《きょうじゅ》。助教授《じょきょうじゅ》のラボの面積《めんせき》は、教授《きょう》のそれの半分《はんぶん》だし、スタッフの数《かず》も、ほかは四人《にん》いるのに、ぼくのところはぼくと助手《じょしゅ》の二人《ふたり》だけでした。

それに、それまで『ネイチャー』や『サイエンス』といった有名《ゆうめい》な科学雑誌《かがくざっし》に論文《ろんぶん》を載《の》せたこともありませんでしたし、研究費《けんきゅうひ》も少《すく》なかった。こういう無名《むめい》の研究者《けんきゅうしゃ》の弱小《じゃくしょう》ラボに、果《は》たして学生《がくせい》さんが来《き》てくれるだろうか。

このとき思《おも》い出《だ》したのが、グラッドストーン研究所《けんきゅうじょ》で教《おそ》わった「VW《ブイダブリュー》」という言葉《ことば》です。魅力的《みりょくてき》なビジョンを示《しめ》したら学生《がくせい》さんが来《き》てくれるのではないか。お金《かね》はなかなか増《ふ》えませんが、ビジョンならなんぼでも持《も》てます。

ぼくのビジョン

そのビジョンが「ヒトの胚《はい》を使《つか》わずに、体細胞《たいさいぼう》からＥＳ細胞《イーエスさいぼう》と同《おな》じような細胞《さいぼう》を作《つく》る」というものです。

ヒトＥＳ細胞《イーエスさいぼう》ができたことで、ＥＳ細胞研究《イーエスさいぼうけんきゅう》が医学《いがく》に役立《やくだ》つ大《おお》きな可能性《かのうせい》が生《う》まれたわけですが、ヒトＥＳ細胞《イーエスさいぼう》を作《つく》るには、胚《はい》を使《つか》わなければなりません。子宮《しきゅう》の中《なか》でそのまま放《ほう》っておけば人間《にんげん》になるはずの胚《はい》を取《と》り出《だ》し、バラバラにして培養《ばいよう》するのです。そういうことが倫理的《りんりてき》に許《ゆる》されるのかという問題《もんだい》がありました。

それだけではありません。たとえヒトの胚《はい》からＥＳ細胞《イーエスさいぼう》を作《つく》り、いろいろな種類《しゅるい》の細胞《さいぼう》に分化《ぶんか》させたとしても、それらの細胞《さいぼう》はすべて元《もと》の胚《はい》の持《も》ち主《ぬし》のＤＮＡ《ディーエヌエー》＊を持《も》っています。そ

＊DNA《ディーエヌエー》
DNAは deoxyribonucleic acid（デオキシリボ核酸《かくさん》）の略《りゃく》で、基本骨格《きほんこっかく》となる糖《とう》（デオキシリボース）とリン酸《さん》、塩基《えんき》から構成《こうせい》される。生物《せいぶつ》で一般的《いっぱんてき》に使《つか》われているDNAでは、塩基《えんき》に4種類《しゅるい》（アデニン、グアニン、シトシン、チミン）がある。DNAは特定《とくてい》の組《く》み合《あ》わせ（アデニンとチミン、グアニンとシトシン）で結合《けつごう》する特徴《とくちょう》があり、DNA鎖《さ》どうしで結合《けつごう》し、二本鎖《にほんさ》になる。

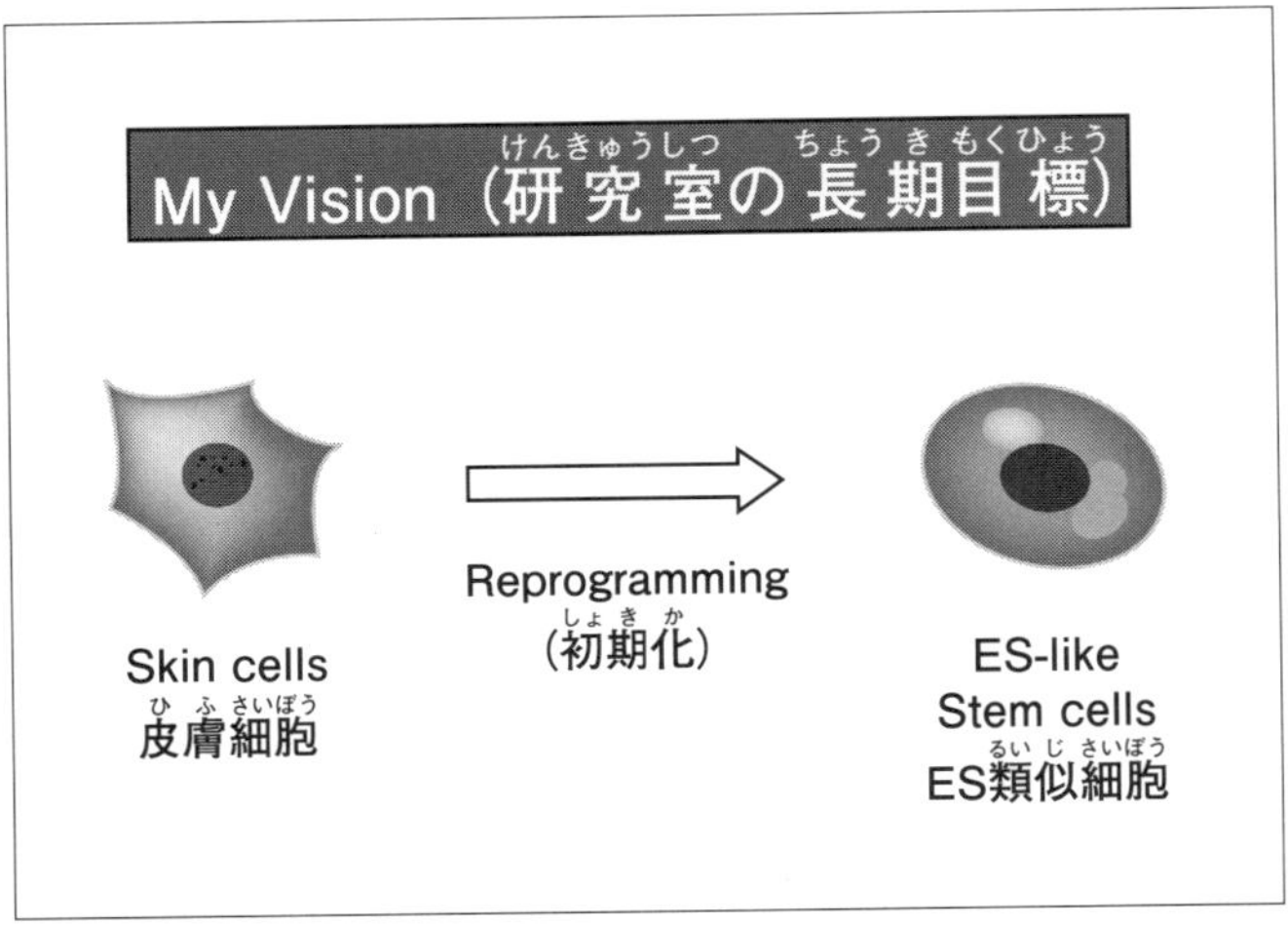

のため、ES《イーエス》細胞《さいぼう》から分化《ぶんか》させた細胞《さいぼう》を患者《かんじゃ》さんに移植《いしょく》したときに免疫拒絶反応《めんえききょぜつはんのう》を起《お》こす恐《おそ》れがありました。

倫理的問題《りんりてきもんだい》と免疫拒絶問題《めんえききょぜつもんだい》。この二つが、E《イー》S《エス》細胞《さいぼう》を医療《いりょう》に応用《おうよう》するうえで、大《おお》きな障壁《しょうへき》になっていたのです。

そこでぼくは胚《はい》を使《つか》わずに、患者《かんじゃ》さんの体《からだ》の細胞《さいぼう》、たとえば皮膚《ひふ》の細胞《さいぼう》からES《イーエス》細胞《さいぼう》に似《に》た細胞《さいぼう》を作《つく》ろうと考《かんが》えたのです。

これはいったん分化《ぶんか》した細胞《さいぼう》を、元《もと》の状態《じょうたい》に戻《もど》すということを意味《いみ》しています。そもそもぼくらの体《からだ》はすべて受精卵《じゅせいらん》一個《こ》からはじまります。それが、はじめは外胚葉《がいはいよう》、中胚葉《ちゅうはいよう》、内《ない》胚葉《はいよう》の大《おお》きく三つに分《わ》かれ、さらに神経細胞《しんけいさいぼう》になり、心筋細胞《しんきんさいぼう》になり、肝細胞《かんさいぼう》になり、という具合《ぐあい》に、二〇〇種類以上《しゅるいいじょう》の細胞《さいぼう》に分化《ぶんか》していくのです。

分化《ぶんか》の逆《ぎゃく》が「脱分化《だつぶんか》」です。「初期化《しょきか》」あるいは「リプログラミング」ともいいます。いろいろなデータが書《か》きこまれたディスクをもう一度《いちど》まっさらな状態《じょうたい》にすることを初期化《しょきか》といいますが、細胞《さいぼう》の初期化《しょきか》も、いったん分化《ぶんか》した細胞《さいぼう》を、まっさらに近《ちか》い状態《じょうたい》、つまりES細胞《エスさいぼう》や受精卵《じゅせいらん》に近《ちか》い状態《じょうたい》に戻《もど》すことなのです。

当時《とうじ》、ES細胞研究《イーエスさいぼうけんきゅう》の主流《しゅりゅう》は、ES細胞《さいぼう》をさまざまな種類《しゅるい》の細胞《さいぼう》に分化《ぶんか》させる研究《けんきゅう》でした。その基本《きほん》にあったのは発生学《はっせいがく》です。受精卵《じゅせいらん》の中《なか》で、いつどういう物質《ぶっしつ》が働《はたら》いて、なにができるのか。それを解析《かいせき》することで、あるステップではA《エー》という増殖因子《ぞうしょくいんし》が働《はたら》き、その一週間後《しゅうかんご》にB《ビー》という増殖因子《ぞうしょくいんし》が働《はたら》けば、たとえば神経細胞《しんけいさいぼう》ができるというような知見《ちけん》が発生学《はっせいがく》で蓄《たくわ》えられつつあったのです。

この知見《ちけん》を利用《りよう》して、ES細胞《イーエスさいぼう》を目的《もくてき》の種類《しゅるい》の細胞《さいぼう》に分化《ぶんか》させるわけです。といっても、分化《ぶんか》させやすいものもあれば、分化《ぶんか》させにくいものもありました。そのため、それまで分化《ぶんか》に成功《せいこう》しなかった細胞《さいぼう》に、誰《だれ》が最初《さいしょ》に分化《ぶんか》させられるかがES細胞研究者《イーエスさいぼうけんきゅうしゃ》の関心《かんしん》の的《まと》だったのです。

そして、ES《イーエス》細胞《さいぼう》から〇〇細胞《さいぼう》を作《つく》った、△△細胞《さいぼう》を作《つく》ったと、どんな細胞《さいぼう》を作《つく》れるかをめぐって世界中《せかいじゅう》の研究室《けんきゅうしつ》が競《きそ》い合《あ》っていました。それだけにそこにかかわる研究者《けんきゅうしゃ》の数《かず》も多《おお》く、強力《きょうりょく》な競争相手《きょうそうあいて》がひしめいていました。

そのような厳《きび》しい競争分野《きょうそうぶんや》に、ぼくらの弱小研究室《じゃくしょうけんきゅうしつ》が飛《と》びこんでいっても勝算《しょうさん》はありません。分化《ぶんか》の逆《ぎゃく》である初期化《しょきか》を目指《めざ》すというビジョンを立《た》てたのは、はじめから負《ま》けることがわかっている勝負《しょうぶ》はしたくなかったからでもあります。

もちろん、「言《い》うは易《やす》く行《おこな》うは難《かた》し」です。ぼくも基礎研究《きそけんきゅう》の世界《せかい》に身《み》を置《お》いて一〇年《ねん》以上《いじょう》の経験《けいけん》がありましたから、このビジョンの実現《じつげん》がきわめて困難《こんなん》であることはわかっていました。

二〇年《ねん》か三〇年《ねん》、あるいはもっと長《なが》い時間《じかん》を要《よう》するかもしれない、というのがぼくの見立《みた》てでした。

そして、二〇〇〇年《ねん》四月《がつ》、新入生《しんにゅうせい》たちを前《まえ》に、研究室《けんきゅうしつ》の宣伝《せんでん》をする機会《きかい》がついに来《き》ます。ぼくは自分《じぶん》のビジョンをとうとうと話《はな》しました。ただし、実現《じつげん》に何十年《なんじゅうねん》もかかりそうだというようなネガティブなことは一切《いっさい》いわず、これが実現《じつげん》できればどんなにすばらしいかということだけを一生懸命《いっしょうけんめい》に伝《つた》えました。

その結果《けっか》、見事《みごと》に三人《にん》が（だまされて、かどうかはわかりませんが）、ぼくの研究室《けんきゅうしつ》に入《はい》ってくれました。それが高橋和利君《たかはしかずとしくん》、徳澤佳美《とくざわよしみ》さん、海保英子《かいほえいこ》さんです。海保《かいほ》さんは修士《しゅうし》課程《かてい》＊修了後《しゅうりょうご》に就職《しゅうしょく》されましたが、高橋君《たかはしくん》と徳澤《とくざわ》さんは博士課程《はくしかてい》＊まで残《のこ》ってくれて、高橋君《たかはしくん》にいたってはいまだにぼくと一緒《いっしょ》に研究《けんきゅう》をしています。さらに、実験《じっけん》の手伝《てつだ》いをしてくれる技術員《ぎじゅついん》の一阪朋子《いちさかともこ》さんもぼくのラボに加《くわ》わってくれた初期《しょき》のメンバーです。一阪《いちさか》さんのおかげで、当初心配《とうしょしんぱい》していたノックアウトマウス作《づく》りも順調《じゅんちょう》に進《すす》みました。

＊修士課程《しゅうしかてい》・博士課程《はくしかてい》

バイオサイエンス系《けい》の大学院《だいがくいん》は多《おお》くの場合《ばあい》、大学《だいがく》を卒業《そつぎょう》した後《あと》に進学《しんがく》する二年間《ねんかん》の修士課程《しゅうしかてい》と、さらにその後《あと》に三年間《ねんかん》の博士課程《はくしかてい》がある。これらをまとめて、博士課程《はくしかてい》とし、前半《ぜんはん》二年《ねん》を博士前期課程《はくしぜんきかてい》、後半《こうはん》三年《ねん》を博士後期課程《はくしこうきかてい》とするところもある。修士課程《しゅうしかてい》を修了《しゅうりょう》すると修士号《しゅうしごう》が、博士課程《はくしかてい》を修了《しゅうりょう》すると博士号《はくしごう》が授与《じゅよ》される。いずれも二年《ねん》、三年《ねん》というのは最短《さいたん》の年限《ねんげん》であり、それぞれの学位《がくい》を授与《じゅよ》するのに相応《ふさわ》しいと認《みと》められる成果《せいか》が出《で》るまで修了《しゅうりょう》できない。博士課程《はくしかてい》は修了《しゅうりょう》までに三年以上《ねんいじょう》かかることも珍《めずら》しくない。

京都《きょうと》の作《つく》り方《かた》

いったん分化《ぶんか》した細胞《さいぼう》が勝手《かって》に初期化《しょきか》することはありませんし、勝手《かって》に別《べつ》の細胞《さいぼう》に分化《ぶんか》することもありません。神経細胞《しんけいさいぼう》が急《きゅう》に筋細胞《きんさいぼう》になったり、血液細胞《けつえきさいぼう》が急《きゅう》に皮膚《ひふ》の細胞《さいぼう》になったりしたら、一大事《いちだいじ》です。神経細胞《しんけいさいぼう》は神経細胞《しんけいさいぼう》のまま、血液細胞《けつえきさいぼう》は血液細胞《けつえきさいぼう》のままというのが正常《せいじょう》な状態《じょうたい》です。だから、体細胞《たいさいぼう》を初期化《しょきか》してES《イーエス》細胞《さいぼう》のような細胞《さいぼう》を作《つく》るというぼくのビジョンがきわめて実現困難《じつげんこんなん》な課題《かだい》であることは明《あき》らかでした。

しかし、実現困難《じつげんこんなん》だからといって不可能《ふかのう》というわけではありません。少《すく》なくとも理論的《りろんてき》にはそれが可能《かのう》であることは、ぼくがこの研究《けんきゅう》を開始《かいし》した二〇〇〇年《ねん》にはわかっていました。それについては後《あと》で述《の》べることにして、前提《ぜんてい》として、まずは遺伝子《いでんし》の複製《ふくせい》について、たとえ話《ばなし》で説明《せつめい》してみたいと思《おも》います。

あなたの目《め》の前《まえ》にいま、「京都《きょうと》の作《つく》り方《かた》」を記《しる》した本《ほん》があったとします。そこには、金閣《きんかく》寺《じ》や平等院《びょうどういん》などの寺院《じいん》や、祇園《ぎおん》や新京極《しんきょうごく》などの繁華街《はんかがい》、あるいは鴨川《かもがわ》や嵐山《あらしやま》のような自《し》然風景《ぜんふうけい》など、京都《きょうと》にかんするありとあらゆる情報《じょうほう》が書《か》かれています。いわば京都《きょうと》の設計《せっけい》図《ず》です。

次《つぎ》に、あなたは誰《だれ》か偉《えら》い人《ひと》から命令《めいれい》を受《う》けます。京都《きょうと》と同《おな》じ広《ひろ》さの空《あ》き地《ち》とじゅうぶんな数《かず》の作業員《さぎょういん》をあたえるから、「京都《きょうと》の作《つく》り方《かた》」を手《て》がかりに、京都《きょうと》とそっくり同《おな》じ都市《とし》を作《つく》りなさい、と。

ちょっとあり得《え》ない設定《せってい》ですが、考《かんが》えてみてください。どうやって京都《きょうと》とそっくりの都《と》市《し》を作《つく》りますか？

あなたが利用《りよう》できるのは設計図《せっけいず》と作業員《さぎょういん》です。あなたはまず、寺院《じいん》を作《つく》る係《かかり》、祇園《ぎおん》を作《つく》る係《かかり》、嵐山《あらしやま》を作《つく》る係《かかり》というように作業員《さぎょういん》にそれぞれの役割《やくわり》を割《わ》り振《ふ》るはずです。役割分担《やくわりぶんたん》を決《き》めたら今度《こんど》は寺院《じいん》を作《つく》る係《かかり》には「京都《きょうと》の作《つく》り方《かた》」から寺院《じいん》の作《つく》り方《かた》の箇所《かしょ》のページを、祇園《ぎおん》を作《つく》る係《かかり》には「京都《きょうと》の作《つく》り方《かた》」から祇園《ぎおん》の作《つく》り方《かた》の箇所《かしょ》のページを、それぞれ知《し》らせなければなりません。

それぞれのページの知《し》らせ方《かた》は二通《ふたとお》り考《かんが》えられます。一つ目《め》は、原本《げんぽん》の中《なか》で、各作業員《かくさぎょういん》に必要《ひつよう》なページだけをコピーして渡《わた》すという方法《ほうほう》です。

もう一つの方法《ほうほう》は、すべての作業員《さぎょういん》に「京都《きょうと》の作《つく》り方《かた》」一冊《さつ》まるごとのコピーを渡《わた》す。

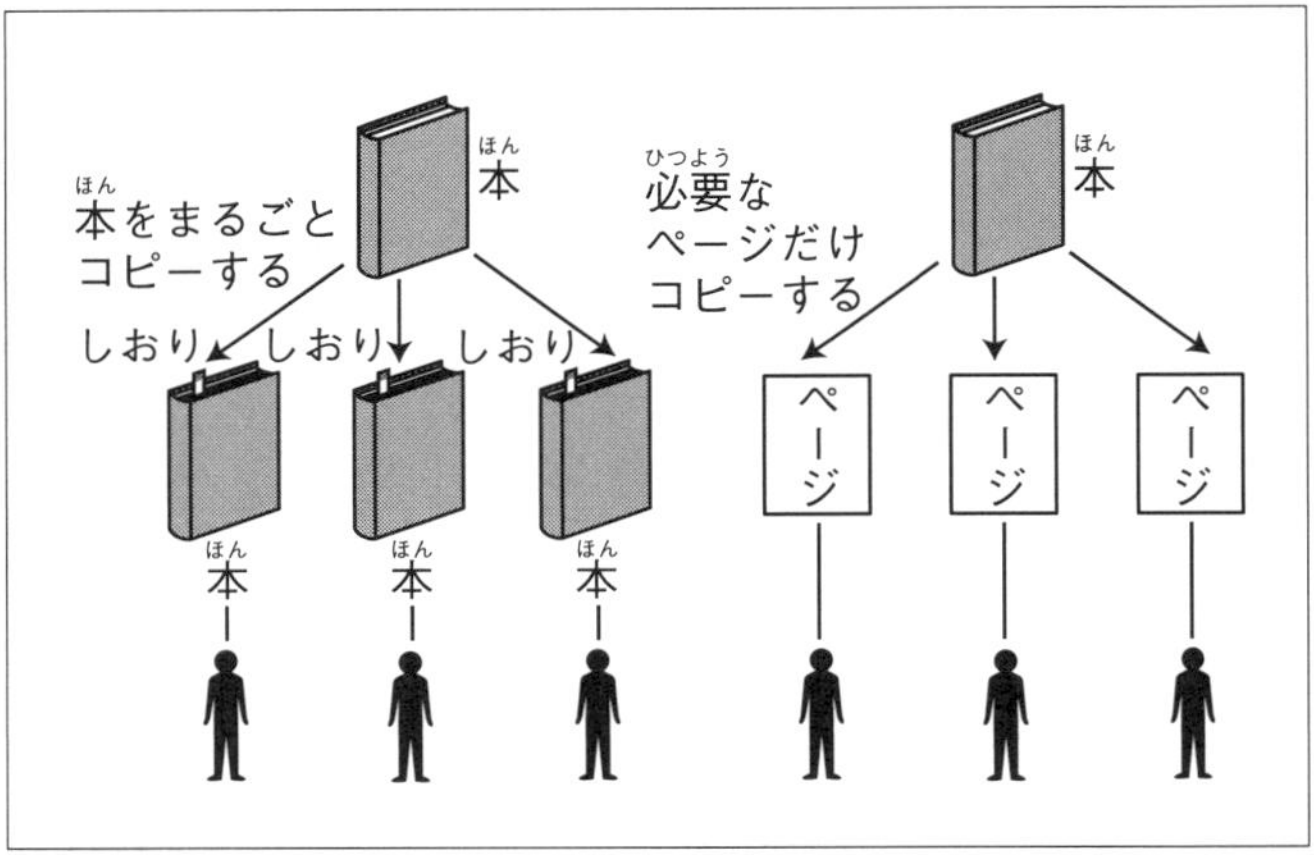

「設計図《せっけいず》の必要《ひつよう》なページだけ作業員《さぎょういん》に配《くば》る」と「設計図《せっけいず》まるごとコピーして必要《ひつよう》な箇所《かしょ》にしおりをはさみ作業員《さぎょういん》に配《くば》る」

ただし一冊《さつ》渡《わた》すときに各作業員《かくさぎょういん》に必要《ひつよう》な箇《か》所《しょ》にしおりをはさんでおきます。そうすれば寺院《じいん》を作《つく》るべき人《ひと》は寺院《じいん》について記《しる》された箇《か》所《しょ》だけ読《よ》めばいいし、祇園《ぎおん》を作《つく》るべき人《ひと》は祇《ぎ》園《おん》について記《しる》された箇所《かしょ》だけ読《よ》めばいいことになります。

二通《ふたとお》りの方法《ほうほう》それぞれに長所《ちょうしょ》と短所《たんしょ》があります。いずれにせよ、ぼくらの体《からだ》の中《なか》でも、「あなたの体《からだ》の作《つく》り方《かた》」の情報《じょうほう》が読《よ》み手《て》に伝《つた》えられ、二〇〇種類以上《しゅるいいじょう》のさまざまな細胞《さいぼう》が実際《じっさい》に作《つく》られているのです。

すべてはたった一個《こ》の受精卵《じゅせいらん》からスタートするわけですから、受精卵《じゅせいらん》にはあなたの体《からだ》の各《かく》パーツを作《つく》るための設計図《せっけいず》がすべてそろっているはずです。この設計図《せっけいず》を基《もと》に、細胞分裂《さいぼうぶんれつ》をくり返《かえ》しながら、ある細胞《さいぼう》は腸《ちょう》の細胞《さいぼう》に、別《べつ》の細胞《さいぼう》は皮膚《ひふ》の細胞《さいぼう》に、さらに別《べつ》の細胞《さいぼう》は神経細胞《しんけいさいぼう》になります。

設計図《せっけいず》の伝《つた》え方《かた》は、先《さき》ほどの「京都《きょうと》の作《つく》り方《かた》」と同《おな》じように二通《ふたとお》り。腸《ちょう》になるべき細胞《さいぼう》は腸《ちょう》の設計図《せっけいず》のコピーだけ受《う》け取《と》り、皮膚《ひふ》になるべき細胞《さいぼう》は皮膚《ひふ》の設計図《せっけいず》のコピーだけ受《う》け取《と》るというのが一つ目《め》の方法《ほうほう》。もう一つは、各細胞《かくさいぼう》に必要《ひつよう》な箇所《かしょ》にしおりを挟《はさ》んだうえですべての設計図《せっけいず》を渡《わた》すという方法《ほうほう》です。

細胞《さいぼう》の設計図《せっけいず》

二つのうちどちらが正《ただ》しいのかをめぐって生物学界《せいぶつがっかい》では一〇〇年以上《ねんいじょう》におよぶ大論争《だいろんそう》がくり広《ひろ》げられてきました。

一つ目《め》の方法《ほうほう》が正《ただ》しいと主張《しゅちょう》した代表的《だいひょうてき》な人物《じんぶつ》が、ドイツの動物学者《どうぶつがくしゃ》アウグスト・ワイスマン博士《はくし》です。ワイスマン博士《はくし》は一八九三年《ねん》に刊行《かんこう》された『生殖質《せいしょくしつ》　遺伝《いでん》の理論《りろん》』という本《ほん》で、完全《かんぜん》なコピーを持《も》っているのは精子《せいし》や卵子《らんし》といった生殖細胞《せいしょくさいぼう》のみで、それ以外《いがい》の細胞《さいぼう》（体細胞《たいさいぼう》）は、それぞれの細胞《さいぼう》に必要《ひつよう》な設計図《せっけいず》のページしか持《も》っていないという見方《みかた》を示《しめ》しました。

理論的《りろんてき》には、そちらのほうが効率的《こうりつてき》に思《おも》えます。必要《ひつよう》のないページをわざわざコピーするのはムダで、それぞれに必要《ひつよう》なページだけコピーするほうが資源《しげん》の節約《せつやく》になりそうです。当《とう》時《じ》ワイスマン博士《はくし》は非常《ひじょう》に影響力《えいきょうりょく》の強《つよ》い学者《がくしゃ》でしたので、世界中《せかいじゅう》の多《おお》くの研究者《けんきゅうしゃ》が、ワイスマン博士《はくし》の説《せつ》を支持《しじ》していました。

しかし、だんだんと一つ目《め》の方法《ほうほう》ではないことが明《あき》らかになっていきました。決定打《けっていだ》となったのは、ワイスマン博士《はくし》の説《せつ》から七〇年近《ねんちか》く後《あと》に、イギリスのジョン・ガードン博士《はくし》がおこなった実験《じっけん》です。

ぼくが生《う》まれた一九六二年《ねん》、ガードン先生《せんせい》はアフリカツメガエルの腸《ちょう》の細胞《さいぼう》からオタマジャクシを作《つく》ることに成功《せいこう》しました。残念《ざんねん》ながら成体《せいたい》のカエルまでは成長《せいちょう》できませんでしたが、ちゃんと口《くち》があって尾《お》もあって、呼吸《こきゅう》もするオタマジャクシが、腸《ちょう》の細胞《さいぼう》からできてしまったのです。

細胞《さいぼう》の中《なか》にある核《かく》には細胞《さいぼう》の設計図《せっけいず》である遺伝情報《いでんじょうほう》が保管《ほかん》されています。ガードン先生《せんせい》は、カエルの腸《ちょう》の細胞《さいぼう》から核《かく》を抜《ぬ》き出《だ》す一方《いっぽう》、別《べつ》のカエルの卵子《らんし》からも核《かく》を抜《ぬ》き出《だ》してお

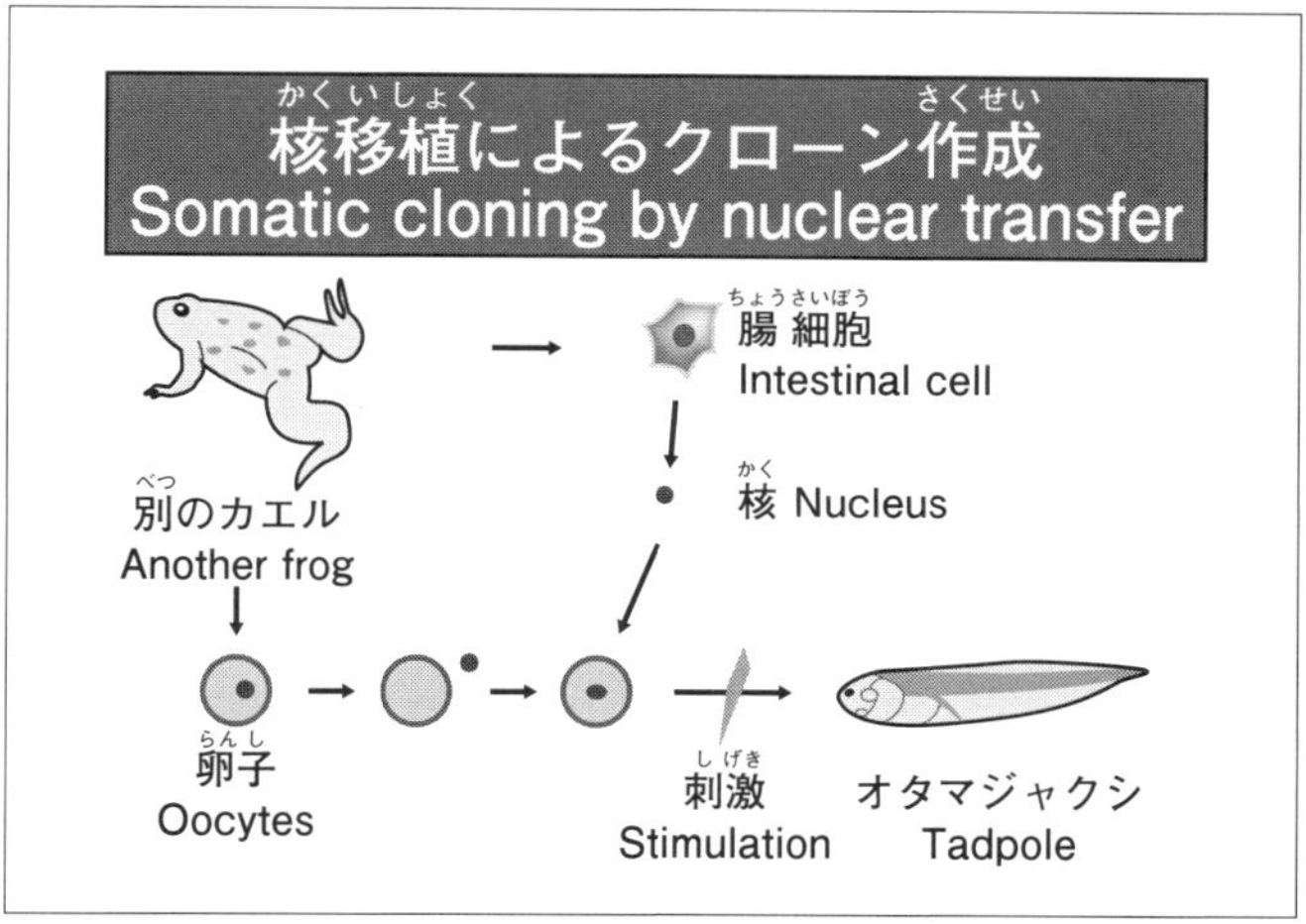

きました。そして核《かく》を失《うしな》った卵子《らんし》へ、腸《ちょう》の細《さい》胞《ぼう》から抜《ぬ》き出《だ》してきた核《かく》を移植《いしょく》したのです。これを核移植《かくいしょく》といいます。そしてそこに刺激《しげき》をあたえたところ、細胞分裂《さいぼうぶんれつ》がはじまりオタマジャクシができたのです。

従来《じゅうらい》のワイスマン博士《はくし》の説《せつ》が正《ただ》しければ、腸《ちょう》の細胞《さいぼう》には腸《ちょう》に必要《ひつよう》な設計図《せっけいず》のページしかないはずです。したがって、腸《ちょう》を作《つく》るためだけの設計図《せっけいず》からオタマジャクシができるはずもありません。

しかし核移植《かくいしょく》によって実際《じっさい》にオタマジャクシができました。ということは、腸《ちょう》の細胞《さいぼう》にも体全体《からだぜんたい》の作《つく》り方《かた》を記《しる》した設計図《せっけいず》があったということです。両生類《りょうせいるい》にかんしては生殖細胞《せいしょくさいぼう》以外《いがい》の体細胞《たいさいぼう》にも体《からだ》を作《つく》る設計図《せっけいず》がすべてあるということが証明《しょうめい》されたわけです。

しかもいったん腸《ちょう》の細胞《さいぼう》に分化《ぶんか》した細胞《さいぼう》でも、まっさらな状態《じょうたい》に戻《もど》せることも、この実験《じっけん》から明《あき》らかになりました。つまり、体細胞《たいさいぼう》の初期化《しょきか》に成功《せいこう》したのです。

設計図《せっけいず》のしおり　転写因子《てんしゃいんし》

次《つぎ》に問題《もんだい》になるのは、ほ乳類《にゅうるい》でも両生類《りょうせいるい》と同《おな》じように、どの細胞《さいぼう》も持《も》っている設計図《せっけいず》は同《おな》じなのか、そして細胞《さいぼう》の初期化《しょきか》は可能《かのう》なのかどうかです。

一九九七年《ねん》、スコットランドのロスリン研究所《けんきゅうじょ》から衝撃的《しょうげきてき》なニュースが伝《つた》えられます。クローン羊《ひつじ》のドリーの誕生《たんじょう》です。生《う》みの親《おや》は、イアン・ウィルムット博士《はくし》。方法《ほうほう》はガードン先生《せんせい》と同《おな》じ核移植《かくいしょく》でした。

ミルクを作《つく》りだす細胞《さいぼう》である乳腺細胞《にゅうせんさいぼう》の核《かく》を、事前《じぜん》に核《かく》を抜《ぬ》き出《だ》した卵子《らんし》へ移植《いしょく》し、刺激《しげき》をあたえることで、卵割《らんかつ》が開始《かいし》し、ドリーが誕生《たんじょう》したのです。

乳腺細胞《にゅうせんさいぼう》だけ取《と》り出《だ》して培養《ばいよう》すると、白《しろ》いミルクが出《で》てきます。いわば乳腺細胞《にゅうせんさいぼう》はミルクを作《つく》るのに特化《とっか》した細胞《さいぼう》なのです。それにもかかわらず核移植《かくいしょく》によって、核《かく》を抜《ぬ》き出《だ》し

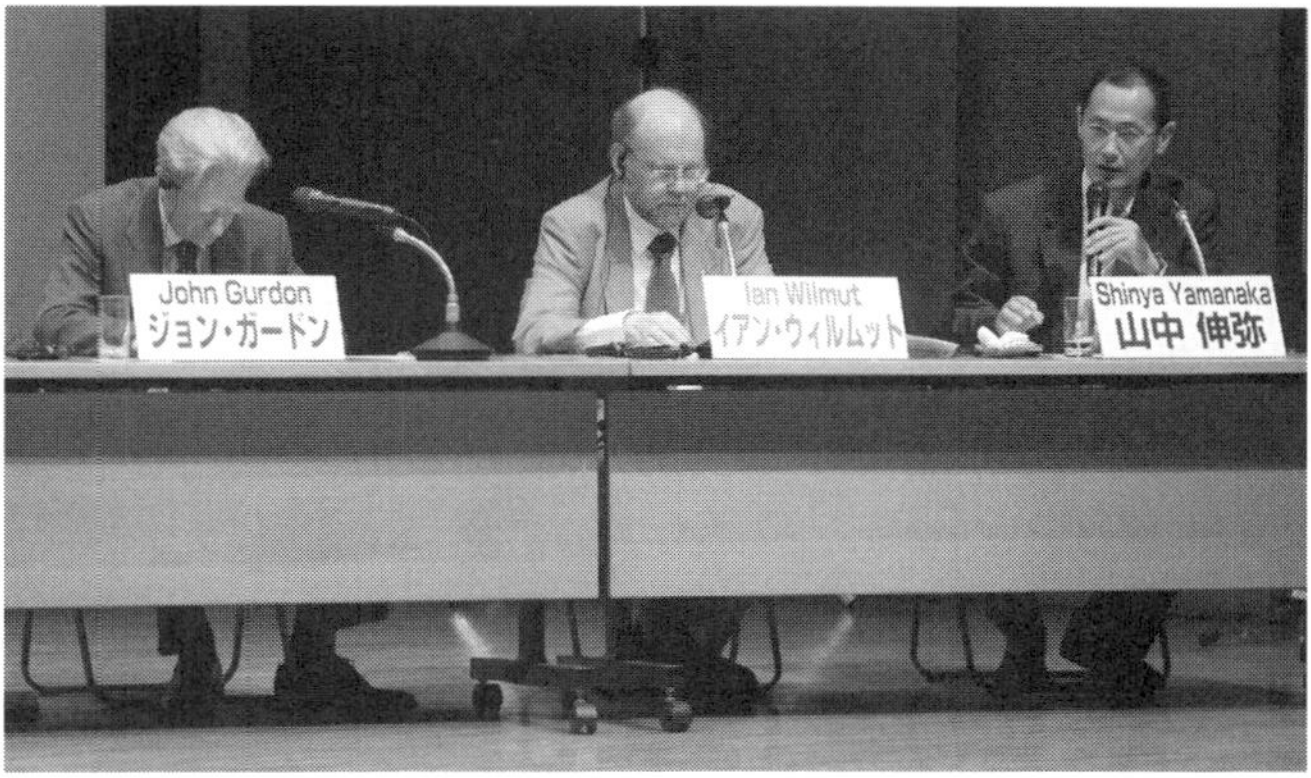

来日《らいにち》したイアン・ウィルムット先生《せんせい》とジョン・ガードン先生《せんせい》。2008年《ねん》

た卵子《らんし》へ乳腺細胞《にゅうせんさいぼう》の核《かく》を移植《いしょく》し、刺激《しげき》をあたえると、細胞《さいぼう》が初期化《しょきか》され、完全《かんぜん》な羊《ひつじ》が生《う》まれたのです。

ドリーの誕生《たんじょう》によって、分化《ぶんか》が進《すす》みきったはずの乳腺細胞《にゅうせんさいぼう》の核《かく》にあったのは乳腺細胞《にゅうせんさいぼう》のためだけの設計図《せっけいず》ではなく、羊《ひつじ》の個体《こたい》まるごとを作《つく》りだす設計図《せっけいず》だったことが証明《しょうめい》されたわけです。そして、ほ乳類《にゅうるい》でも、いったん分化《ぶんか》した細胞《さいぼう》を初期化《しょきか》できることが明《あき》らかになったのです。

ジョン・ガードン、イアン・ウィルムットの両《りょう》先生《せんせい》のお仕事《しごと》から、腸《ちょう》の細胞《さいぼう》であれ、乳腺《にゅうせん》の細胞《さいぼう》であれ、体中《からだじゅう》のどんな細胞《さいぼう》であってもそれぞれがほぼ完全《かんぜん》な設計図《せっけいず》を持《も》っていることが明《あき》らかになりました。

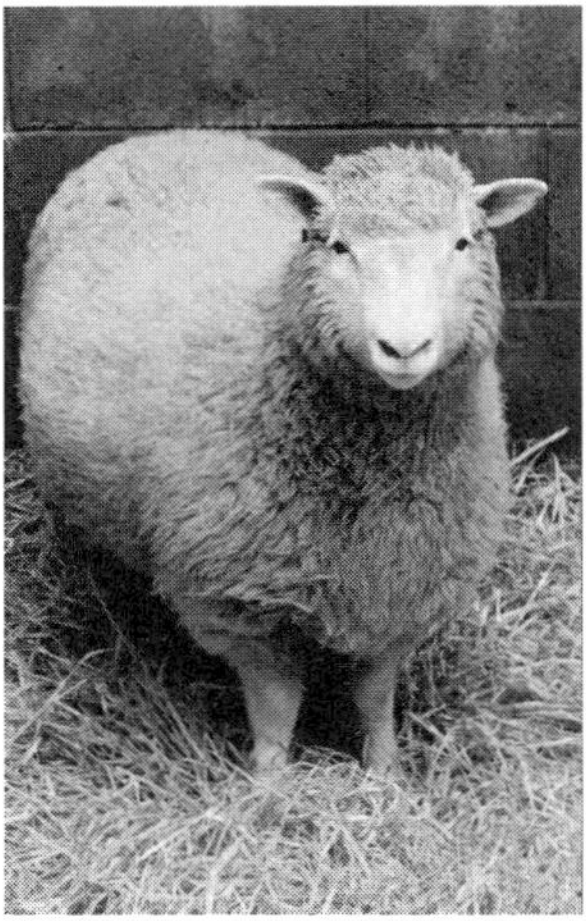

ドリー。6歳《さい》の雌《めす》の羊《ひつじ》の乳腺細《にゅうせんさい》胞《ぼう》からクローンされ、1996年《ねん》7月《がつ》に誕生《たんじょう》。97年《ねん》2月《がつ》に発表《はっぴょう》された。乳腺細胞《にゅうせんさいぼう》から生《う》まれたことから、飼育係《しいくがかり》の発案《はつあん》で、巨乳《きょにゅう》で有名《ゆうめい》な女優《じょゆう》ドリー・パートンにちなんでドリーと名付《なづ》けられた

それでは、なにが細胞同士《さいぼうどうし》のちがいを作《つく》っているのか。

その一つが、「京都《きょうと》の作《つく》り方《かた》」の説明《せつめい》で出《で》てきた「しおり」です。設計図《せっけいず》は同《おな》じでも、そこに挟《はさ》まっているしおりにちがいがあるから、さまざまに分化《ぶんか》した細胞《さいぼう》になる。細胞《さいぼう》の運命《うんめい》を決《き》めるのは設計図《せっけいず》ではなく、設計図《せっけいず》に挟《はさ》まれたしおりなのです。

細胞《さいぼう》の中《なか》で、しおりの役割《やくわり》を果《は》たしているものを、専門用語《せんもんようご》では「転写因子《てんしゃいんし》」*と呼《よ》んでいます。

ある細胞《さいぼう》で働《はたら》いている転写因子《てんしゃいんし》を、別《べつ》の細胞《さいぼう》でむりやり働《はたら》かせることで、細胞《さいぼう》の性質《せいしつ》が劇的《げきてき》に変《か》わることが、一九八〇年代《ねんだい》から少《すこ》しずつ明《あき》らかになってきました。そのきっかけを作《つく》った一人《ひとり》が、スイスのウォルター・ゲーリング博士《はくし》です。ゲーリング博士《はくし》は、ショウジョ

ウバエを使《つか》って生物《せいぶつ》の発生過程《はっせいかてい》を研究《けんきゅう》していました。

その中《なか》で、ショウジョウバエの目《め》を作《つく》るのに必要《ひつよう》な転写因子《てんしゃいんし》をコードする遺伝子《いでんし》Pax《パックス》 6《シックス》を触角《しょっかく》になるべき細胞《さいぼう》に送《おく》りこんだところ、なんと触角《しょっかく》の先端部分《せんたんぶぶん》に目《め》ができたのです。

この実験《じっけん》から、どんな細胞《さいぼう》も設計図《せっけいず》は同《おな》じであり、細胞《さいぼう》の運命《うんめい》を決《き》めるのはしおりであることが証明《しょうめい》されたわけです。

またアンテナペディアという名前《なまえ》の転写因子《てんしゃいんし》をむりやり働《はたら》かせると、ショウジョウバエの触角《しょっかく》の生《は》えるべき場所《ばしょ》に脚《あし》が生《は》えてきます（アンテナペディアのアンテナは触角《しょっかく》、ペディアは脚《あし》のことです）。アンテナペディアを送《おく》りこむことで、触角《しょっかく》の細胞《さいぼう》の設計図《せっけいず》には、触角《しょっかく》の作《つく》り方《かた》を記《しる》したページにしおりが挟《はさ》んであったのに、脚《あし》の作《つく》り方《かた》を記《しる》したページにしおりを挟《はさ》んで、むりやり脚《あし》を作《つく》らせることができるということです。

＊転写因子《てんしゃいんし》
細胞《さいぼう》の中《なか》で、遺伝子《いでんし》の発現量《はつげんりょう》を調節《ちょうせつ》するタンパク質《しつ》のこと。転写調節因子《てんしゃちょうせついんし》ともいう。遺伝子《いでんし》DNA《ディーエヌエー》の情報《じょうほう》がmRNA《エムアールエヌエー》（メッセンジャーRNA）へとコピーされることを転写《てんしゃ》といい、転写《てんしゃ》する量《りょう》を増減《ぞうげん》させる働《はたら》きを持《も》つ。さまざまな種類《しゅるい》の転《てん》写因子《しゃいんし》が複雑《ふくざつ》に絡《から》み合《あ》い、細胞内《さいぼうない》のさまざまな遺伝子《いでんし》の量《りょう》を調節《ちょうせつ》している。

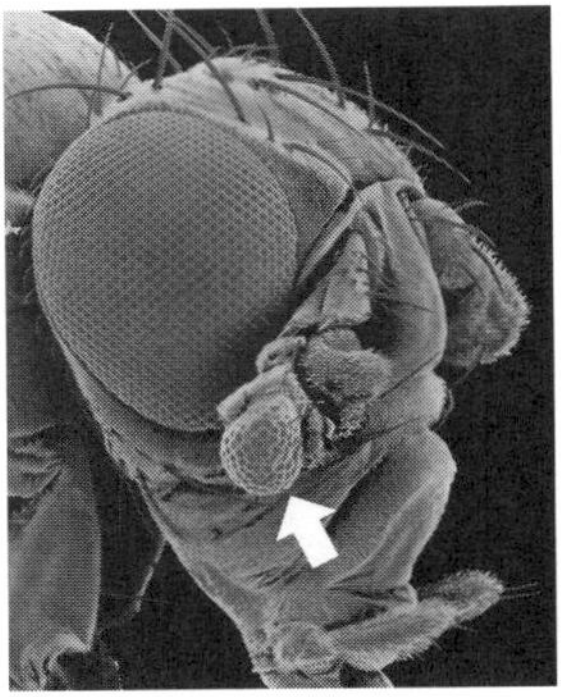

ハエの触角《しょっかく》に目《め》ができている

ほ乳類《にゅうるい》でも、皮膚細胞《ひふさいぼう》（線維芽細胞《せんいがさいぼう》）にMyo D《マイオディー》遺伝子《いでんし》を入《い》れると、筋肉《きんにく》になってしまうという報告《ほうこく》が一九八〇年代《ねんだい》にありました。Myo D《マイオディー》遺伝子《いでんし》も転写因子《てんしゃいんし》をコードしている遺伝子《いでんし》です。

このような例《れい》から、転写因子《てんしゃいんし》が細胞《さいぼう》の運命《うんめい》を握《にぎ》る重要《じゅうよう》なカギであることがわかっていました。細胞《さいぼう》のしおりに相当《そうとう》する遺伝子《いでんし》は、マスター遺伝子《いでんし》とも呼《よ》ばれるようになりました。

多《おお》くの研究者《けんきゅうしゃ》が、他《ほか》の種類《しゅるい》の細胞《さいぼう》のしおり、マスター遺伝子《いでんし》を探《さが》す研究《けんきゅう》を始《はじ》めました。しかし、二〇年以上《ねんいじょう》にわたって、ほとんどの挑戦《ちょうせん》が失敗《しっぱい》に終《お》わりました。多《おお》くの細胞《さいぼう》にとってしおりは一枚《まい》でないようです。細胞《さいぼう》を作《つく》り出《だ》すには、設計図《せっけいず》の一ページではなく、多《おお》くのページを開《ひら》かないとだめなようです。考《かん》えてみれば当《あ》たり前《まえ》のことで、私《わたし》たちの細胞《さいぼう》がそんな単純《たんじゅん》と考《かんが》えるのは虫《むし》が良《よ》すぎます。Pax 6《パックスシックス》やMyo D《マイオディー》はむしろ例外《れいがい》と考《かんが》えたほうが良《よ》さそうです。

理論的《りろんてき》に可能《かのう》なことは実現《じつげん》する

　ぼくは科学技術《かがくぎじゅつ》は必《かなら》ず進歩《しんぽ》するので、いまは到底不可能《とうていふかのう》と思《おも》われることでも、理論的《りろんてき》に可能《かのう》なことはいずれ必《かなら》ず実現《じつげん》すると考《かんが》えています。

　そんなふうに考《かんが》えるようになったきっかけは、医学部時代《いがくぶじだい》にコンピュータをいじっていたことです。父《ちち》は何《なん》でも早《はや》いもの好《ず》きでした。電卓《でんたく》が日本《にほん》で販売《はんばい》されると、非常《ひじょう》に高額《こうがく》であったにもかかわらずすぐに買《か》ったと母親《ははおや》から聞《き》かされました。ぼくが医学生《いがくせい》のころは、N《エヌ》E《イー》C《シー》がパーソナルコンピュータの販売《はんばい》を開始《かいし》しました。父《ちち》は、やはりすぐに購入《こうにゅう》しました。商売《しょうばい》にそんなに余裕《よゆう》がないわけですから電卓《でんたく》やパソコンの購入《こうにゅう》も母《はは》は反対《はんたい》したと思《おも》うのですが、父《ちち》はいうことを聞《き》きません。

　父《ちち》が経営《けいえい》する小《ちい》さなミシンの部品工場《ぶひんこうば》には、いろいろな材料《ざいりょう》や製品《せいひん》が保管《ほかん》されていました。父《ちち》は、その在庫管理《ざいこかんり》をパソコンでしたかったようです。ぼくは父《ちち》を手伝《てつだ》うことにしました。在庫管理《ざいこかんり》のプログラムを作《つく》るために、B《ベ》A《ー》S《シ》I《ッ》C《ク》プログラムを学《まな》んだのが、ぼくとコンピュータとのはじめての出会《であ》いでした。

その当時《とうじ》のコンピュータの記憶媒体《きおくばいたい》はカセットテープでした。書《か》きこむときや読《よ》みとるときの「ピー、ボー、ボー」という独特《どくとく》の音《おと》はいまでも耳《みみ》に残《のこ》っています。

次《つぎ》に登場《とうじょう》した記憶媒体《きおくばいたい》はフロッピーディスク。カセットテープに比《くら》べるとはるかに記憶《きおく》容量《ようりょう》が大《おお》きく、一枚《まい》に百科事典《ひゃっかじてん》一冊《さつ》の情報《じょうほう》がまるごとおさまると聞《き》かされて、期待《きたい》して買《か》いました。

ところが、一年《ねん》もしないうちに、フロッピーディスク一枚《まい》ではとても足《た》りないくらいコンピュータで使《つか》うデータ量《りょう》が増《ふ》えてしまいます。

その次《つぎ》に出《で》てきたのが、ハードディスク。大学院生《だいがくいんせい》になったばかりのころで、給料《きゅうりょう》も安《やす》かったのですが、思《おも》い切《き》って何万円《なんまんえん》かで買《か》いました。父《ちち》の血《ち》を受《う》け継《つ》いでいるようです。その容量《ようりょう》が二〇メガバイト（一メガは一〇〇万《まん》）。「こんなん買《か》ったら一生使《いっしょうつか》い切《き》れへんぞ」と思《おも》っていました。

ところが、いまやUSB《ユーエスビー》メモリ、SD《エスディー》カードなど指《ゆび》でつまめるくらいの記憶媒体《きおくばいたい》にギガバイト（一ギガは一〇億《おく》）単位《たんい》のデータがおさまりますし、テラバイト（一テラは一兆《ちょう》）単位《たんい》のハードディスクもあります。

カセットテープにプログラムを保存《ほぞん》していたぼくにとって、わずか二〇年《ねん》でここまで記録《きろく》媒体《ばいたい》の大容量化《だいようりょうか》、小型化《こがたか》が進《すす》むのかと感慨深《かんがいぶか》いものがあります。「こんな絶対無理《ぜったいむり》」と思《おも》われることが一年後《ねんご》には実現《じつげん》し、さらに一年経《ねんた》つと「以前《いぜん》はなんでできないと思《おも》ったかわからない」となる。それくらい科学技術《かがくぎじゅつ》の進歩《しんぽ》は早《はや》いというのが、コンピュータ技術《ぎじゅつ》の進展《しんてん》ぶりを見《み》てきたぼくの実感《じっかん》です。

理論的《りろんてき》に不可能《ふかのう》なことなら、たしかに、いつまで経《た》ってもできないだろう。しかし、理論的《りろんてき》に可能《かのう》なことがわかっていることなら、いずれできる。多《おお》くの人《ひと》が「こんな絶対無理《ぜったいむり》」と思《おも》うようなことも必《かなら》ずできるようになる。ぼくは単純《たんじゅん》にそう考《かんが》えています。

クローン羊《ひつじ》ドリーが誕生《たんじょう》したということは、理論的《りろんてき》には、どんな細胞《さいぼう》であっても、分化《ぶんか》する前《まえ》の状態《じょうたい》に戻《もど》せる、初期化《しょきか》できるということです。

長期目標《ちょうきもくひょう》と短期目標《たんきもくひょう》の二本立《ほんだ》て戦略《せんりゃく》

もう一つヒントがありました。二〇〇一年《ねん》、マウスのES細胞《イーエスさいぼう》と体細胞《たいさいぼう》（リンパ球《きゅう》）を融合《ゆうごう》させて、体細胞《たいさいぼう》が初期化《しょきか》されることがわかったのです。ES細胞《イーエスさいぼう》と体細胞《たいさいぼう》をくっつけて電気《でんき》ショックをあたえると、両者《りょうしゃ》が融合《ゆうごう》します。すると、体細胞《たいさいぼう》がES《イーエス》細胞《さいぼう》と同《おな》じような増殖力《ぞうしょくりょく》と分化多能性《ぶんかたのうせい》を獲得《かくとく》したのです。京都大学再生医科学研究所《きょうとだいがくさいせいいかがくけんきゅうじょ》の多田高先生《ただたかしせんせい》の研《けん》究成果《きゅうせいか》でした。

一九六二年《ねん》のガードン先生《せんせい》のアフリカツメガエル、一九九七年《ねん》のウィルムット先生《せんせい》の羊《ひつじ》ドリーの研究《けんきゅう》から、核移植《かくいしょく》によってクローンができることはわかっていました。体細胞《たいさいぼう》の核《かく》を、あらかじめ核《かく》を抜《ぬ》いた卵子《らんし》に移植《いしょく》して、体細胞《たいさいぼう》を初期化《しょきか》したのです。このことから多《おお》くの研究者《けんきゅうしゃ》は、卵子《らんし》の中《なか》に、体細胞《たいさいぼう》を初期化《しょきか》させる因子《いんし》、しおりがあるはずだと考《かんが》えました。

ところが多田先生《ただせんせい》は、ES《イーエス》細胞《さいぼう》にも、体細胞《たいさいぼう》を初期化《しょきか》させるしおりがあることを示《しめ》したのです。

こうしてぼくは次《つぎ》のような仮説《かせつ》を立《た》てました。

「皮膚《ひふ》の細胞《さいぼう》もES《イーエス》細胞《さいぼう》も設計図《せっけいず》は同《おな》じで、両者《りょうしゃ》のちがいは設計図《せっけいず》に挟《はさ》まれたしおりにある。そうであるならば、ES《イーエス》細胞《さいぼう》のしおりを見《み》つけ出《だ》し、それを皮膚《ひふ》の細胞《さいぼう》に送《おく》りこめば、皮膚《ひふ》の細胞《さいぼう》を初期化《しょきか》してES《イーエス》細胞《さいぼう》に似《に》た万能細胞《ばんのうさいぼう》に変《か》えることができるのではないか」

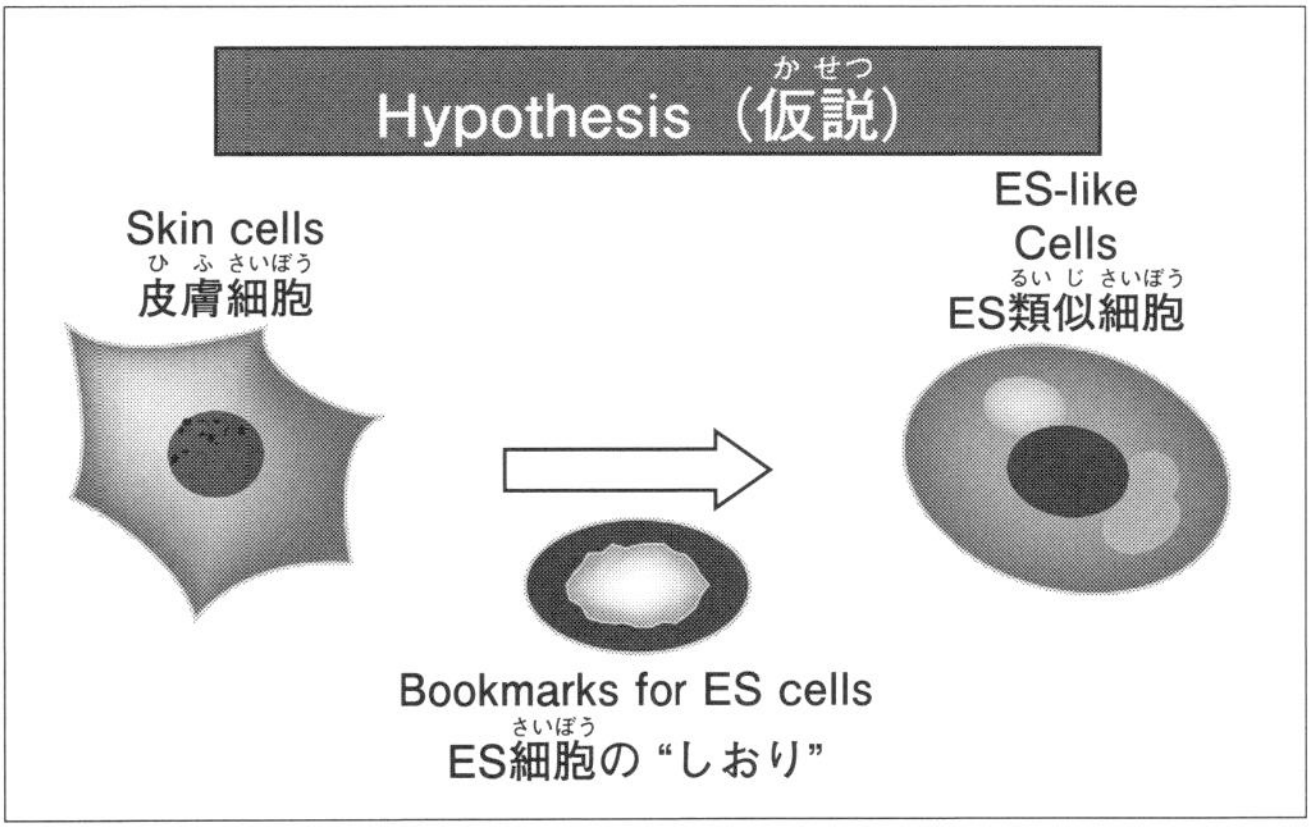

こうしてぼくらはES《イーエス》細胞《さいぼう》のしおり探《さが》しに乗《の》り出《だ》したのです。

皮膚《ひふ》の細胞《さいぼう》など体細胞《たいさいぼう》を初期化《しょきか》するES《イーエス》細胞《さいぼう》のしおりを探《さが》す。別《べつ》の言葉《ことば》でいえば、分化《ぶんか》した体細胞《たいさいぼう》を巻《ま》き戻《もど》す初期化因子《しょきかいんし》（あるいは初期化因子《しょきかいんし》をコードしている遺伝子《いでんし》）を探《さが》す。これがぼくのビジョンでした。

理論的《りろんてき》に可能《かのう》なことは必《かなら》ず実現《じつげん》する。そう信《しん》じていましたが、実際《じっさい》のところ初期化因子《しょきかいんし》の発見《はっけん》にどれくらい時間《じかん》がかかるのかはまったく目処《めど》が立《た》っていませんでした。ES《イーエス》細胞《さいぼう》のしおりも複数《ふくすう》あるにちがいないと思《おも》いました。一枚《まい》だったら他《ほか》の研究者《けんきゅうしゃ》がすでに見《み》つけているはずです。何枚《なんまい》あるのかもわからないしおりを探《さが》すという途方《とほう》もないビジョンです。この研究《けんきゅう》をスタートしたときぼくは三七、八歳《さい》で、定年《ていねん》まで三〇年《ねん》。せめて定年《ていねん》までに実現《じつげん》できればと思《おも》っていたくらいです。ビジョンといっても、かなり遠《とお》くを見《み》すえた長《ちょう》期目標《きもくひょう》でした。

いきなり初期化因子《しょきかいんし》を探《さが》すといっても雲《くも》をつかむような話《はなし》なので、短期目標《たんきもくひょう》として初期《しょき》化因子探《かいんしさが》しと同時《どうじ》に、ES細胞《イーエスさいぼう》にとって大切《たいせつ》な因子《いんし》を探《さが》そうと考《かんが》えました。そのような因《いん》子《し》はいくつもあるはずで、一つ見《み》つかれば、一本論文《ぽんろんぶん》が書《か》けます。また、そういう大切《たいせつ》な因《いん》子《し》の中《なか》にはしおりも含《ふく》まれていると予想《よそう》されました。短期目標《たんきもくひょう》を次々《つぎつぎ》と達成《たっせい》しながら、長《ちょう》期目標《きもくひょう》に迫《せま》っていく。それがぼくの戦略《せんりゃく》でした。

ぼくはES細胞《イーエスさいぼう》にとって大切《たいせつ》な因子《いんし》をコードしている遺伝子《いでんし》は、ES細胞《イーエスさいぼう》で特異的《とくいてき》に発現《はつげん》しているはずだと考《かんが》えていました。つまり、ES細胞《イーエスさいぼう》でたくさん働《はたら》き、それ以外《いがい》の細胞《さいぼう》ではあまり働《はたら》いていないような遺伝子《いでんし》こそ、ES細胞《イーエスさいぼう》にとって大切《たいせつ》な因子《いんし》をコードしているだろうと考《かんが》えたのです。その意味《いみ》で、ぼくがアメリカ留学中《りゅうがくちゅう》に見《み》つけたNAT1《ナットワン》遺伝子《いでんし》は、ES細胞《イーエスさいぼう》でも発現《はつげん》していますが、全身《ぜんしん》のあちこちで発現《はつげん》しているので、ES細胞《イーエスさいぼう》で特異《とくい》的《てき》に発現《はつげん》している遺伝子《いでんし》とはいえません。

ぼくらは、マウスのES《イーエス》細胞《さいぼう》を使《つか》って、ES《イーエス》細胞《さいぼう》で特異的《とくいてき》に発現《はつげん》している遺伝子《いでんし》を一生《いっしょう》懸命《けんめい》探《さが》しました。しかし最初《さいしょ》の半年《はんとし》、なかなかうまくいきませんでした。三名《めい》の学生《がくせい》さんにはそれぞれ違《ちが》う実験《じっけん》を始《はじ》めてもらいました。しかし、海保《かいほ》さんと徳澤《とくざわ》さんは少《すこ》し学生時代《がくせいじだい》に経験《けいけん》があるものの、本格的《ほんかくてき》な実験《じっけん》をおこなうのは初《はじ》めてです。高橋君《たかはしくん》に至《いた》っては工学部《こうがくぶ》出《しゅっ》身《しん》の完全《かんぜん》な素人《しろうと》です。手取《てと》り足取《あしと》り指導《しどう》する必要《ひつよう》がありました。なんとかしようと思《おも》っても細胞《さいぼう》やマウスなどを扱《あつか》うウェットな実験《じっけん》*は時間《じかん》もお金《かね》もかかるため、実験《じっけん》の規模《きぼ》を大《おお》きくすることもできません。これでは短期目標《たんきもくひょう》の達成《たっせい》すら果《は》たせない。そんな不安《ふあん》が募《つの》りました。

---

*ウェットな実験《じっけん》
マウスを飼育《しいく》したり、細胞《さいぼう》を培養《ばいよう》したり、生物実験《せいぶつじっけん》には水分《すいぶん》が必《かなら》ず使《つか》われる。実験台《じっけんだい》でさまざまな液体《えきたい》を駆使《くし》しておこなうような実験《じっけん》を「ウェットな実験《じっけん》」といい、デスクの前《まえ》でコンピュータに向《む》かっておこなう実験《じっけん》（データ解析《かいせき》やシミュレーション）を「ドライな実験《じっけん》」という。

データベースで候補《こうほ》を絞《しぼ》る

窮地《きゅうち》を救《すく》ってくれたのはコンピュータです。アメリカでNAT1《ナットワン》を見《み》つけたとき、ES《イーエス》T《ティー》＊（Expressed《エクスプレッスト》 Sequence《シークエンス》 Tag《タグ》）データベースを活用《かつよう》しました。ゲノムプロジェクトの一環《いっかん》の事業《じぎょう》として、世界中《せかいじゅう》の研究者《けんきゅうしゃ》が協力《きょうりょく》して、いろいろな細胞《さいぼう》、組織《そしき》、臓器《ぞうき》で発現《はつげん》している遺伝子《いでんし》を、片《かた》っ端《ぱし》から調《しら》べてはEST《イーエスティー》データベースに登録《とうろく》し、Web《ウェブ》上《じょう》で無料公開《むりょうこうかい》しているのです。EST《イーエスティー》データベースを検索《けんさく》することによって、NAT1《ナットワン》がほとんどすべての臓器《ぞうき》や細胞《さいぼう》で発現《はつげん》していることがすぐにわかりました。このことを利用《りよう》して、ES細胞《イーエスさいぼう》で特異的《とくいてき》に発現《はつげん》している遺伝子《いでんし》を探《さが》そうと思《おも》ったのです。

調《しら》べ始《はじ》めたころは、ES細胞《イーエスさいぼう》由来《ゆらい》のEST《イーエスティー》データはほとんど登録《とうろく》されていませんでした。しかし、ES細胞《イーエスさいぼう》のもとであるマウス初期胚《しょきはい》のデータはありました。ES細胞《イーエスさいぼう》で特異的《とくいてき》に発現《はつげん》している遺伝子《いでんし》は、初期胚《しょきはい》でも発現《はつげん》しているはずです。そこで、初期胚《しょきはい》で発現《はつげん》していると報告《ほうこく》されている遺伝子《いでんし》を一つ一つEST《イーエスティー》データベース全体《ぜんたい》に対《たい》して検索《けんさく》をかけました。コンピュータを使《つか》ったといっても、実際《じっさい》は一つ一つ手作業《てさぎょう》です。何日《なんにち》かかけて数百個《すうひゃっこ》の遺伝子《いでんし》を調《しら》べました。ほとんどは初期胚《しょきはい》だけでなく、いろいろな臓器《ぞうき》や細胞《さいぼう》でも発現《はつげん》していることがわかってがっかりの連続《れんぞく》でした。しかし、何百個目《なんびゃっこめ》かに調《しら》べたFbx15《エフビーエックスフィフティーン》遺伝子《いでんし》は、初期胚《しょきはい》でのみ発現《はつげん》しているようでした。Fbx15《エフビーエックスフィフティーン》は、後《あと》で述《の》べるように（149ページ参照《さんしょう》）、iPS《アイピーエス》細胞《さいぼう》の樹立《じゅりつ》の上《うえ》で決定的《けっていてき》な役割《やくわり》を果《は》たします。

二つ問題《もんだい》がありました。ES《イーエス》細胞《さいぼう》で大切《たいせつ》な遺伝子《いでんし》を見《み》つけるためには、やはりES《イーエス》細胞《さいぼう》由来《ゆらい》のデータベースが必要《ひつよう》です。自分《じぶん》で調《しら》べて作《つく》るしかないと思《おも》って、準備《じゅんび》を始《はじ》めました。そんなときちょうど理化学研究所《りかがくけんきゅうしょ》の林崎良英先生《はやしざきよしひでせんせい》がマウスのES《イーエス》細胞《さいぼう》に由来《ゆらい》するEST《イーエスティー》データベースを公開《こうかい》されたのです。林崎先生《はやしざきせんせい》の世界《せかい》に誇《ほこ》る成果《せいか》で、私《わたし》の研究《けんきゅう》の展望《てんぼう》も開《ひら》けました。

もう一つの問題《もんだい》は、効率《こうりつ》です。手作業《てさぎょう》で検索《けんさく》していたのでは、数百《すうひゃく》は調《しら》べられても、数《すう》

＊EST《イーエスティー》（Expressed Sequence Tag）
ある細胞《さいぼう》（組織《そしき》）で転写《てんしゃ》されているmRNA《エムアールエヌエー》の配列《はいれつ》の一部《いちぶ》を読《よ》み取《と》ってデータベース化《か》したもの。多《おお》くの場合《ばあい》、「mRNAが転写《てんしゃ》されている」＝「その遺伝子《いでんし》が働《はたら》いている」と考《かんが》えられるので、どの遺伝子《いでんし》が働《はたら》いているのか判断《はんだん》する指標《しひょう》になる。ただ、配列《はいれつ》はわかっていても、どういう遺伝子《いでんし》なのか名前《なまえ》や機能《きのう》はわからないので、ゲノムの配列情報《はいれつじょうほう》など、他《ほか》のデータベースと比較参照《ひかくさんしょう》して一つ一つ決定《けってい》していく必要《ひつよう》がある。

千以上《せんいじょう》ある全《ぜん》データは調《しら》べることができません。そこで自動的《じどうてき》にどんどんデータベース検《けん》索《さく》するためのプログラムを作《つく》ろうと考《かんが》えました。昔《むかし》、医学部生時代《いがくぶせいじだい》に父《ちち》の工場《こうば》の在庫管理《ざいこかんり》プログラムを作《つく》った経験《けいけん》を思《おも》い出《だ》しながら、参考書《さんこうしょ》を読《よ》んでプログラムの勉強《べんきょう》をはじめました。

ところがアメリカの国立生物工学情報《こくりつせいぶつこうがくじょうほう》センター（NCBI《エヌシービーアイ》）*が、まさにぼくがしたかったことをかんたんに実現《じつげん》するうってつけのソフトウェアを作《つく》ってインターネットで無料公《むりょうこう》開《かい》していたのです。すぐにダウンロードして、解析《かいせき》してみたところ、わずか二、三時間《じかん》で遺《い》伝子《でんし》のリストがバーンと一〇〇個《こ》くらい出《で》てきました。その中《なか》には、当時《とうじ》すでに実験的《じっけんてき》にたしかめられていたES《イーエス》細胞《さいぼう》で非常《ひじょう》に特異的《とくいてき》に発現《はつげん》している遺伝子《いでんし》や、手作業《てさぎょう》で見《み》つけたFbx15《エフビーエックスフィフティーン》遺伝子《いでんし》も入《はい》っていて、見《み》た瞬間《しゅんかん》、「これはすごい！」と思《おも》いました。

このリストを手《て》がかりにぼくらは実験《じっけん》をはじめました。リストに挙《あ》がっている遺伝子《いでんし》が本《ほん》当《とう》にES《イーエス》細胞《さいぼう》にとって大切《たいせつ》な遺伝子《いでんし》かどうかをたしかめるのが目的《もくてき》でした。データベースからリストを抽出《ちゅうしゅつ》するのはすぐにできましたが、実験《じっけん》には時間《じかん》がかかります。ただ、ES《イーエス》細《さい》胞《ぼう》で発現《はつげん》している遺伝子《いでんし》だけで数万《すうまん》の候補《こうほ》があり、一〇〇個程度《こていど》に絞《しぼ》れただけでもありがたいことでした。

二四個《こ》へ

ぼくらはデータベースで抽出《ちゅうしゅつ》した遺伝子《いでんし》リストに、ECAT《イーキャット》（ES《イーエス》 cell《セル》 associated《アソシエイテッド》 transcript《トランスクリプト》の略《りゃく》）という名前《なまえ》を付《つ》けて上《うえ》から順《じゅん》に、ECAT1《イーキャットワン》、ECAT2《イーキャットツー》という番号《ばんごう》を振《ふ》って、次々《つぎつぎ》にそれらの働《はたら》きを解析《かいせき》していきました。大切《たいせつ》な遺伝子《いでんし》の働《はたら》きを一つ明《あき》らかにしては一本論文《ぽんろんぶん》ができるという具合《ぐあい》に、ようやく短期目標《たんきもくひょう》が達成《たっせい》できるようになってきました。

その中《なか》でも思《おも》い出深《でぶか》いのはECAT 4《イーキャットフォー》です。これはES細胞《イーエスさいぼう》の多能性《たのうせい》の維持《いじ》に必要《ひつよう》な重要《じゅうよう》な遺伝子《いでんし》です。二〇〇三年《ねん》、この発見《はっけん》を報告《ほうこく》するぼくらの論文《ろんぶん》が、生物系《せいぶつけい》では有名《ゆうめい》な学術《がくじゅつ》誌《し》『セル』にはじめて掲載《けいさい》されました。ところが、この遺伝子《いでんし》はぼくらと同時《どうじ》にイギリスの

*NCBI《エヌシービーアイ》（National Center for Biotechnology Information）
バイオ系《けい》の研究者《けんきゅうしゃ》にとって有用《ゆうよう》なさまざまな情報《じょうほう》・ソフトウェアを提供《ていきょう》している米国《べいこく》の研究機関《けんきゅうきかん》。論文情報《ろんぶんじょうほう》や遺伝子《いでんし》の情報《じょうほう》、タンパク質《しつ》の立体構造《りったいこうぞう》といったデータベースに加《くわ》え、遺伝子《いでんし》やタンパク質配列《しつはいれつ》の相同性《そうどうせい》が高《たか》いものの検索《けんさく》、タンパク質《しつ》の立体構造《りったいこうぞう》の予測《よそく》など、さまざまな解析《かいせき》に利用《りよう》される。全世界《ぜんせかい》の研究者《けんきゅうしゃ》が利用《りよう》することができる。日本《にほん》にもデータベースやソフトウェアを提供《ていきょう》している機関《きかん》はある。

オースティン・スミス博士《はくし》というES細胞研究《イーエスさいぼうけんきゅう》の第一人者《だいいちにんしゃ》も発見《はっけん》しており、彼《かれ》はこれにNanog《ナノグ》という名前《なまえ》を付《つ》けました。研究者《けんきゅうしゃ》の間《あいだ》ではNanog《ナノグ》という名前《なまえ》で定着《ていちゃく》しています。

ちなみにNAT1《ナットワン》も、ぼく以外《いがい》に二つのグループが同時《どうじ》に発見《はっけん》していて、ぼくの付《つ》けたNAT1《ナットワン》という名前《なまえ》もほとんど使《つか》われていません。生物学《せいぶつがく》の研究者《けんきゅうしゃ》の世界《せかい》で、日本人《にほんじん》はちょっと不利《ふり》なのか、せっかく名前《なまえ》を付《つ》けても採用《さいよう》されないことがよくあります。悔《くや》しいのは、第一発見者《だいいちはっけんしゃ》が付《つ》けた名前《なまえ》よりも、後《あと》から見《み》つけた外国人研究者《がいこくじんけんきゅうしゃ》が名付《なづ》けた名前《なまえ》が一般化《いっぱんか》してしまうことです。ECAT 4《イーキャットフォー》のときも悔《くや》しい思《おも》いをしました。それと同時《どうじ》に、NAT1《ナットワン》とかECAT 4《イーキャットフォー》のような味気《あじけ》ない名前《なまえ》はやっぱり定着《ていちゃく》しないのかなとも思《おも》いました。ケルト語《ご》で「永遠《えいえん》の若《わか》さ」を意味《いみ》する「ティルナノグ」にちなむNanog《ナノグ》という名前《なまえ》のほうが夢《ゆめ》があるのは認《みと》めざるを得《え》ません。

二〇〇三年《ねん》には、科学技術振興機構《かがくぎじゅつしんこうきこう》のプロジェクトに採択《さいたく》され、年間《ねんかん》五〇〇〇万円《まんえん》の研究費《けんきゅうひ》が五年間支給《ねんかんしきゅう》されることになりました。それまでずっとわずかな研究費《けんきゅうひ》でかろうじてつづけていた「細胞《さいぼう》の初期化《しょきか》」研究《けんきゅう》でしたが、かなり大《おお》きな研究費《けんきゅうひ》が使《つか》えることになったのです。「芽《め》が出《で》そうな研究《けんきゅう》だ」と、このときの審査《しんさ》でぼくの研究《けんきゅう》を評価《ひょうか》してくれた元《もと》・大阪大学総長《おおさかだいがくそうちょう》の岸本忠三先生《きしもとただみつせんせい》には、いまでも感謝《かんしゃ》しています。これによってかなり状況《じょうきょう》が変《か》わりました。

それまではやりたくてもお金《かね》がなくてできなかったマイクロアレイという実験《じっけん》ができるようになりました。これは半導体作成《はんどうたいさくせい》の技術《ぎじゅつ》を応用《おうよう》したもので、一回《かい》の実験《じっけん》で何万《なんまん》もの遺伝子《いでんし》の働《はたら》きを同時《どうじ》に調《しら》べることができるすごい技術《ぎじゅつ》です。一〇〇〇万円以上《まんえんいじょう》する機械《きかい》が必要《ひつよう》で、さらに一回《かい》あたり何十万円《なんじゅうまんえん》もの費用《ひよう》がかかりました。この最新《さいしん》の技術《ぎじゅつ》を使《つか》って、徳澤《とくざわ》さんにマウスES《イーエス》細胞《さいぼう》での遺伝子《いでんし》の働《はたら》きを徹底的《てっていてき》に調《しら》べてもらいました。その結果《けっか》、Klf4《ケーエルエフフォー》という転写因子《てんしゃいんし》が、ES《イーエス》細胞《さいぼう》で重要《じゅうよう》な働《はたら》きをしていることがわかってきました。

京大《きょうだい》へ

こうしてぼくらは二〇〇四年《ねん》までに、ES《イーエス》細胞《さいぼう》にとって特《とく》に大切《たいせつ》な遺伝子《いでんし》をなんとか二四個《こ》まで絞《しぼ》りこみました。それまでずっとぼくが実験材料《じっけんざいりょう》として使《つか》っていたのは、マウスのES《イーエス》細胞《さいぼう》でした。しかし、マウスES《イーエス》細胞《さいぼう》の研究《けんきゅう》が進《すす》むにつれて、マウスばかり扱《あつか》っていても人間《にんげん》の治療《ちりょう》にはつながらない。やはりヒトES《イーエス》細胞《さいぼう》を使《つか》って実験《じっけん》をする必要《ひつよう》があると考《かんが》えるようになりました。ところが、奈良先端大《ならせんたんだい》ではヒトES《イーエス》細胞《さいぼう》を扱《あつか》うことができませんでした。奈良先端大《ならせんたんだい》には医学部《いがくぶ》がなく、ヒトの細胞《さいぼう》を扱《あつか》うための倫理委員会《りんりいいんかい》もなかったからです。なんとか倫理委員会《りんりいいんかい》を作《つく》ろうと大学《だいがく》に働《はたら》きかけましたが、前例《ぜんれい》がないということでなかなか前《まえ》に進《すす》みませんでした。

京都大学再生医科学研究所《きょうとだいがくさいせいいかがくけんきゅうじょ》から話《はなし》をいただいたのはそんなときでした。再生医科学研《さいせいいかがくけん》究所《きゅうじょ》は当時《とうじ》、日本《にほん》で唯一《ゆいいつ》、ヒトES《イーエス》細胞《さいぼう》の培養《ばいよう》に成功《せいこう》していた研究所《けんきゅうじょ》でした。医学部《いがくぶ》にも近《ちか》い研究所《けんきゅうじょ》だったので、これでヒトの研究《けんきゅう》もできると思《おも》い、二〇〇四年《ねん》一〇月《がつ》、二四個《こ》の遺伝子《いでんし》をたずさえて京大《きょうだい》へ移籍《いせき》しました。

奈良先端大《ならせんたんだい》に移《うつ》ったときは、研究《けんきゅう》に必要《ひつよう》なものはほとんどが大学《だいがく》によって用意《ようい》されていて、二日後《ふつかご》からは実験《じっけん》を始《はじ》めることができました。しかし、京大《きょうだい》への引《ひ》っ越《こ》しは大違《おおちが》いでした。与《あた》えられたのはボロボロの建物《たてもの》の中《なか》の、空《から》っぽの部屋《へや》で、机《つくえ》もありません。エアコンもつぶれていました。すべてを一《いち》から自分《じぶん》で用意《ようい》しなければなりません。目《め》の前《まえ》が真《ま》っ暗《くら》になったのを覚《おぼ》えています。

京大《きょうだい》への引《ひ》っ越《こ》しが何《なん》とかできたのは、科学技術振興機構《かがくぎじゅつしんこうきこう》のおかげです。その年《とし》の研《けん》究費《きゅうひ》を増《ふ》やしていただいたのです。必要《ひつよう》な機械《きかい》やコンピュータを何《なん》とかそろえることができました。また奈良先端大《ならせんたんだい》から助教《じょきょう》としてついてきてくれた中川誠人君《なかがわまさとくん》の力《ちから》がなければラボの引《ひ》っ越《こ》しはできませんでした。彼《かれ》が部屋《へや》のレイアウトや機器購入《ききこうにゅう》の手続《てつづ》きをほとんど一人《ひとり》で進《すす》めてくれました。二〇一〇年《ねん》にはiPS細胞研究所《アイピーエスさいぼうけんきゅうじょ》の新《あたら》しい建物《たてもの》に引《ひ》っ越《こ》しましたが、そのときも中川君《なかがわくん》が活躍《かつやく》してくれました。僕《ぼく》たちが実験《じっけん》できるのは、彼《かれ》のおかげです。

「ほんまはこいつ賢《かしこ》いんちゃうか」

ぼくらはこの二四個《こ》の中《なか》に、確信《かくしん》するほどではないものの、初期化《しょきか》に必要《ひつよう》な遺伝子《いでんし》があるかもしれないと予想《よそう》していました。そこで二四個《こ》を一個《こ》ずつ、レトロウイルスという遺伝子《いでんし》の運《はこ》び手《て》を使《つか》って、皮膚《ひふ》の細胞《さいぼう》（正確《せいかく》には線維芽細胞《せんいがさいぼう》）に送《おく》りこんでみました。しかし、皮《ひ》膚《ふ》の細胞《さいぼう》は初期化《しょきか》せず、ES細胞《イーエスさいぼう》のような細胞《さいぼう》はできませんでした。途方《とほう》に暮《く》れていたところ、ぼくと一緒《いっしょ》に奈良先端大《ならせんたんだい》から京大《きょうだい》に移《うつ》ってくれた高橋君《たかはしくん》が驚《おどろ》くべき提案《ていあん》をしました。

「まあ、先生《せんせい》、とりあえず二四個《こ》いっぺんに入《い》れてみますから」

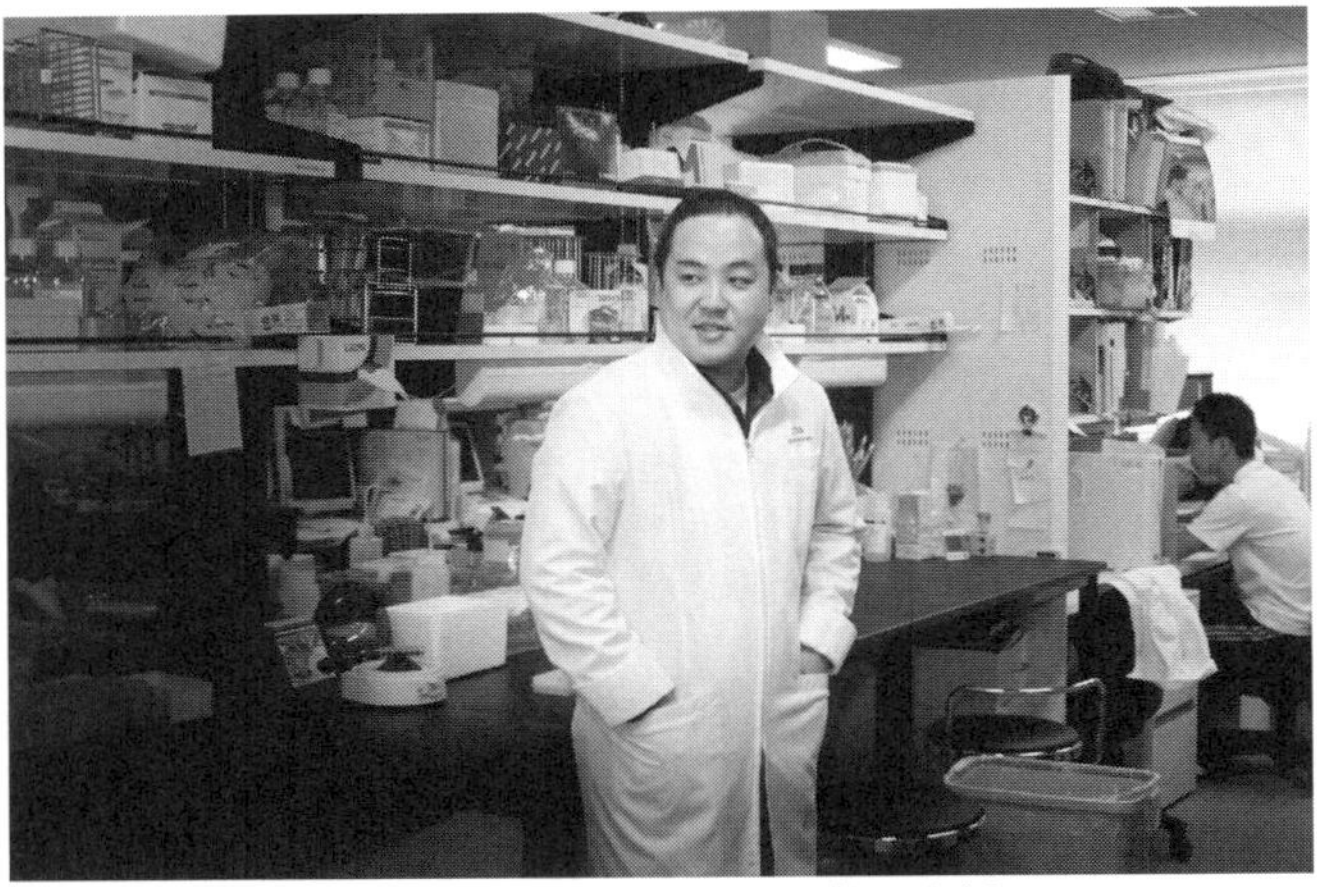

高橋和利博士《たかはしかずとしはくし》（現《げん》・グラッドストーン研究所所属《けんきゅうじょしょぞく》）。CiRA《サイラ》にて

これがなぜ驚《おどろ》くべきことかというと、遺《い》伝子《でんし》を外《そと》から細胞《さいぼう》に送《おく》りこんでも、ちゃんとその細胞《さいぼう》が取《と》りこんでくれる確率《かくりつ》はそんなに高《たか》くなく、だいたい数千個《すうせんこ》のうち一個《こ》くらいの割合《わりあい》です。もし遺伝子《いでんし》二個同時《こどうじ》であれば取《と》りこまれる確率《かくりつ》はもっと低《ひく》くなる。まして二四個《こ》なんてできるはずがない。そう考《かんが》えるのがふつうの生物学研究者《せいぶつがくけんきゅうしゃ》です。その点《てん》、もともと工学部出身《こうがくぶしゅっしん》の高橋君《たかはしくん》はふつうの生《せい》物学研究者《ぶつがくけんきゅうしゃ》にはできない発想《はっそう》ができたのだと思《おも》います。

実際《じっさい》に二四個《こ》すべて入《い》れたところ、なんとES《イーエス》細胞《さいぼう》に似《に》たものができました。

二四個《こ》の中《なか》に初期化因子《しょきかいんし》があることは間違《まちが》

いありませんでした。しかし、その中《なか》の一個《こ》だけではないことも明《あき》らかでした。それでは二個《こ》か。しかし二四個《こ》から二個《こ》を選《えら》ぶ組《く》み合《あ》わせの数《かず》は二四×二三÷二で二七六通《とお》りもある。もし三個《こ》なら、二四×二三×二二÷六で二〇二四通《とお》り。こんなにたくさん実験《じっけん》できません。そう考《かんが》えあぐねていたところ、またしても高橋君《たかはしくん》が驚《おどろ》くべき提案《ていあん》をしてくれたのです。

「そんなに考《かんが》えないで、一個《こ》ずつ除《のぞ》いていったらええんやないですか」

これを聞《き》いたとき、「ほんまはこいつ賢《かしこ》いんちゃうか」と思《おも》いました。二四個《こ》から一番目《ばんめ》の遺伝子《いでんし》を抜《ぬ》いて二三個《こ》を入《い》れる、次《つぎ》に二番目《ばんめ》の遺伝子《いでんし》を抜《ぬ》いた二三個《こ》を入《い》れるという具合《ぐあい》に、一個《こ》ずつ抜《ぬ》いていきます。もし本当《ほんとう》に重要《じゅうよう》な遺伝子《いでんし》なら一個欠《こか》けても初期化《しょきか》できなくなってしまう。まさにコロンブスの卵《たまご》のような発想《はっそう》でした。まあ、ぼくも一晩考《ひとばんかんが》えれば思《おも》いついていたとは思《おも》いますが。

この実験《じっけん》を一年《ねん》かけてきちんと実行《じっこう》したのも高橋君《たかはしくん》の偉《えら》いところです。最終的《さいしゅうてき》に四つの遺伝子《いでんし》*が残《のこ》りました。この四つが欠《か》けたときのみES細胞《イーエスさいぼう》に似《に》たものができなかったのです。それが、Sox2《ソックスツー》、Oct3/4《オクトスリーフォー》、Klf4《ケーエルエフフォー》、c-Myc《シーミック》でした。

論文捏造《ろんぶんねつぞう》スキャンダルの陰《かげ》で

二〇〇五年《ねん》にはこれら四個《こ》の遺伝子《いでんし》を皮膚《ひふ》の細胞《さいぼう》に送《おく》りこむと初期化《しょきか》できることを、ぼくたちは確認《かくにん》していました。こんなに簡単《かんたん》にできるのかと驚《おどろ》き、さあ、この成果《せいか》を論文《ろんぶん》で発表《はっぴょう》しようと準備《じゅんび》をしていた矢先《やさき》、二〇〇五年末《ねんまつ》に韓国《かんこく》ソウル大学《だいがく》の黄禹錫教授《ファンウソクきょうじゅ》による論《ろん》文捏造事件《ぶんねつぞうじけん》が起《お》こりました。黄教授《ファンきょうじゅ》が二〇〇四年《ねん》と二〇〇五年《ねん》に科学雑誌《かがくざっし》『サイエンス』に発表《はっぴょう》した「ヒトクローン胚《はい》からのES細胞作製《イーエスさいぼうさくせい》」論文《ろんぶん》は捏造《ねつぞう》だったことが発覚《はっかく》したのです。

黄教授《ファンきょうじゅ》の「成果《せいか》」は、本当《ほんとう》なら画期的《かっきてき》なものでした。クローン羊《ひつじ》ドリーについて先《さき》に述《の》べましたが、ドリーと同《おな》じように核移植《かくいしょく》という方法《ほうほう》によってヒトクローン胚《はい》を作《つく》り、そこからES細胞《イーエスさいぼう》を作《つく》ったという発表《はっぴょう》でした。ふつうのES細胞《イーエスさいぼう》は、不妊治療《ふにんちりょう》で体外受精用《たいがいじゅせいよう》に作《つく》られた胚《はい》から、提供者《ていきょうしゃ》の承諾《しょうだく》を得《え》たうえで作《つく》られます。

このES細胞《イーエスさいぼう》はいろいろな種類《しゅるい》の細胞《さいぼう》に分化《ぶんか》させることができます。しかし、先《さき》に述《の》べたように、どれも提供者《ていきょうしゃ》のDNA《ディーエヌエー》を持《も》っているため、別《べつ》の患者《かんじゃ》さんに移植《いしょく》したときに免疫《めんえき》拒絶反応《きょぜつはんのう》を引《ひ》き起《お》こすという問題《もんだい》がありました。

もし患者《かんじゃ》さんの皮膚《ひふ》などの体細胞《たいさいぼう》から抜《ぬ》き出《だ》した核《かく》を、あらかじめ核《かく》を抜《ぬ》いておいた卵子《らんし》に移植《いしょく》（核移植《かくいしょく》）して胚《はい》（クローン胚《はい》）を作《つく》りだすことができれば、その胚《はい》は患者《かんじゃ》さんの遺伝子《いでんし》を持《も》つことになります。クローン羊《ひつじ》ドリーで使《つか》われたのと同《おな》じ、核移植《かくいしょく》という技術《ぎじゅつ》を使《つか》うのです。

クローン胚《はい》から作《つく》ったES細胞《イーエスさいぼう》も、当然患者《とうぜんかんじゃ》さんの遺伝子《いでんし》を持《も》っていることになります。したがって、そのES細胞《イーエスさいぼう》を分化《ぶんか》して目的《もくてき》の細胞《さいぼう》を作《つく》り、患者《かんじゃ》さんに移植《いしょく》しても拒絶反応《きょぜつはんのう》は起《お》こりません。だからこそヒトクローン胚《はい》に由来《ゆらい》するES細胞《イーエスさいぼう》の作製《さくせい》に成功《せいこう》したという黄教授《ファンきょうじゅ》らの発表《はっぴょう》は、移植医療《いしょくいりょう》の実用化《じつようか》を大《おお》きく前《まえ》に進《すす》める夢《ゆめ》の技術《ぎじゅつ》だとして世界《せかい》から大《おお》きな注目《ちゅうもく》を浴《あ》びたのです。ところが、黄教授《ファンきょうじゅ》の論文《ろんぶん》は完全《かんぜん》なでっちあげであることが

＊四《よっ》つの遺伝子《いでんし》
発見当初《はっけんとうしょ》は四つの遺伝子《いでんし》（Sox2《ソックスツー》、Oct 3/4《オクトスリーフォー》、Klf4《ケーエルエフフォー》、c-Myc《シーミック》）を用《もち》いて樹立《じゅりつ》していたが、現在《げんざい》では様々《さまざま》な組《く》み合《あ》わせの遺伝子《いでんし》でiPS細胞《アイピーエスさいぼう》が樹立《じゅりつ》できることがわかっている。三つの遺伝子《いでんし》（Sox2, Oct3/4, Klf4）でも効率《こうりつ》は低《ひく》いが樹立《じゅりつ》できる。

わかりました。

結局《けっきょく》ぼくらはこのスキャンダルのあおりを受《う》け、自分《じぶん》たちの論文《ろんぶん》を出《だ》したくても出《だ》せなくなりました。このタイミングで論文《ろんぶん》を出《だ》しても、かなりしっかりしたデータでなければ信《しん》じてもらえないだろうと考《かんが》え、じゅうぶん準備《じゅんび》に時間《じかん》をかけようという判断《はんだん》をしたのです。

高橋君《たかはしくん》には何度《なんど》も何度《なんど》も同《おな》じ実験《じっけん》をくり返《かえ》してもらいました。それによって実験《じっけん》の再現性《さいげんせい》には確信《かくしん》を持《も》ちました。

論文《ろんぶん》はアメリカの科学雑誌《かがくざっし》『セル』に投稿《とうこう》することにしました。『セル』は『ネイチャー』や『サイエンス』と並《なら》ぶ、細胞生物学分野《さいぼうせいぶつがくぶんや》で最《もっと》も権威《けんい》ある科学誌《かがくし》です。しかし、一般《いっぱん》の方《かた》には『ネイチャー』『サイエンス』のほうがよく知《し》られています。ぼくがあえて『セル』を選《えら》んだのは、同誌《どうし》が話題性《わだいせい》よりもデータを重視《じゅうし》するしっかりした科学誌《かがくし》であるという印象《いんしょう》を持《も》っていたからです。論文《ろんぶん》を投稿《とうこう》するにあたって、全実験《ぜんじっけん》データを提出《ていしゅつ》しました。ここまでするのはきわめて異例《いれい》です。一般的《いっぱんてき》には、代表的《だいひょうてき》な実験《じっけん》データしか出《だ》さないからです。しかし、ぼくらは何月何日《なんがつなんにち》にどんな実験《じっけん》をしたのか、成功《せいこう》した回《かい》も失敗《しっぱい》した回《かい》も

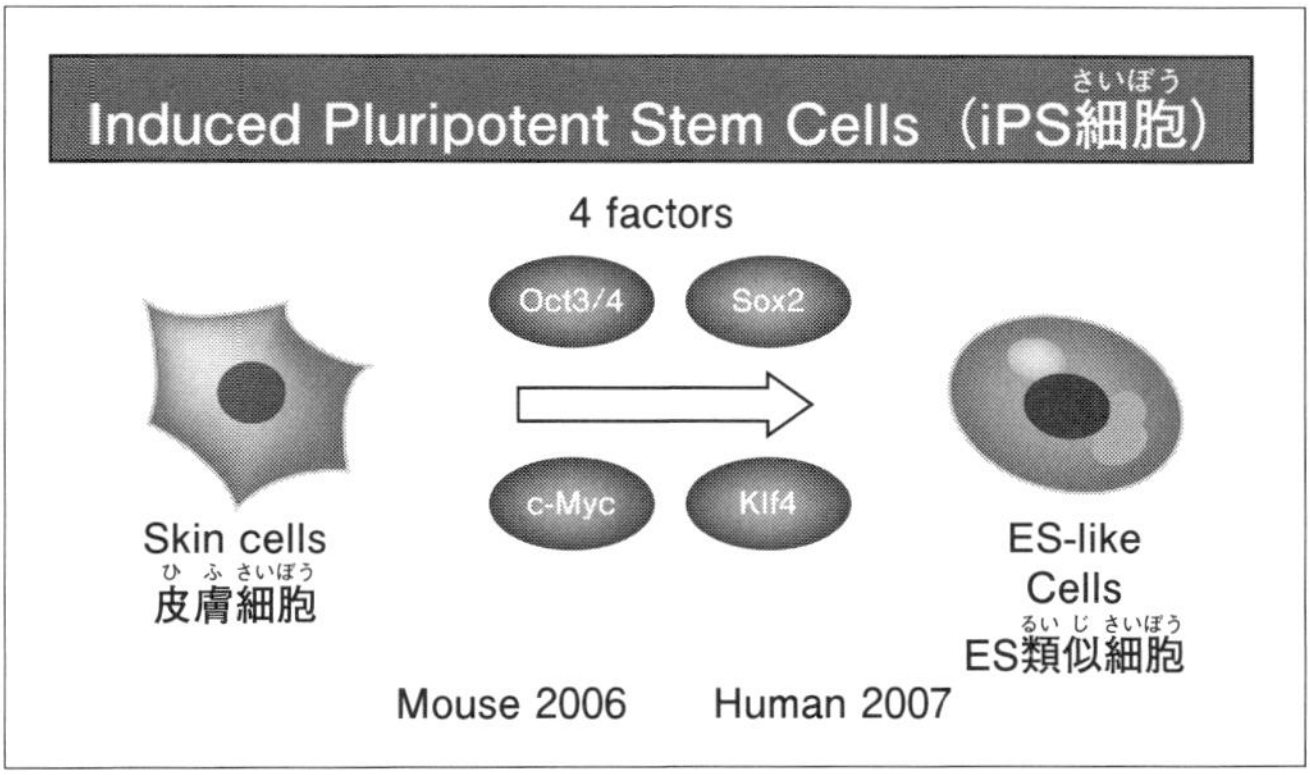

すべて含《ふく》め、論文《ろんぶん》の内容《ないよう》を検討《けんとう》してくれる査読者《さどくしゃ》に送《おく》りました。たまたま一回《かい》だけ成功《せいこう》したのではなくて、何度《なんど》も再現《さいげん》できるということを示《しめ》すためです。

論文発表《ろんぶんはっぴょう》前《まえ》に、成果《せいか》が外部《がいぶ》に漏《も》れることも何《なん》としても防《ふせ》ぐ必要《ひつよう》がありました。ぼくらの方法《ほうほう》はあまりに簡単《かんたん》すぎました。情報《じょうほう》が漏《も》れたら、誰《だれ》でもすぐに真《ま》似《ね》ができるのです。それまでは、毎週《まいしゅう》、研究室《けんきゅうしつ》のメンバーが交代《こうたい》で、自分《じぶん》の成果《せいか》を他《ほか》のメンバーの前《まえ》で発《はっ》表《ぴょう》するセミナーを開《ひら》いていましたが、iPS細胞《アイピーエスさいぼう》の成果《せいか》が出《で》だしてからは、ラボセミナーを中止《ちゅうし》しました。高橋君《たかはしくん》以外《いがい》でiPS細胞《アイピーエスさいぼう》のことを話《はな》したのは、腹《ふく》心《しん》ともいえる二人《ふたり》だけでした。助教《じょきょう》の中川君《なかがわくん》と、ポスドクの沖田圭介君《おきたけいすけくん》です。

二〇〇六年《ねん》八月《がつ》に論文《ろんぶん》は『セル』に掲載《けいさい》されまし

た。新聞《しんぶん》の一面《いちめん》トップで掲載《けいさい》される成果《せいか》だと自負《じふ》していましたが、ロンドンで多発《たはつ》テロが発《はっ》生《せい》し、端《はし》っこに追《お》いやられてしまいました。

信《しん》じてもらえない！

ES《イーエス》細胞《さいぼう》のような増殖力《ぞうしょくりょく》と分化《ぶんか》多能性《たのうせい》を持《も》つ細胞《さいぼう》。この新《あたら》しい細胞《さいぼう》に、ぼくはInduced《インデュースト》 Pluripotent《プルリポーテント》 Stem《ステム》 Cells《セルズ》という名前《なまえ》を付《つ》けました。日本語《にほんご》では「人工《じんこう》多能性《たのうせい》幹細《かんさい》胞《ぼう》」、略称《りゃくしょう》はiPS《アイピーエス》細胞《さいぼう》です。最初《さいしょ》の文字《もじ》を小文字《こもじ》にしたのは、当時《とうじ》、流行《りゅうこう》していた携帯《けいたい》型《がた》デジタル音楽《おんがく》プレーヤーのiPod《アイポッド》にあやかりました。自分《じぶん》で発見《はっけん》して名付《なづ》けた遺伝子《いでんし》の名前《なまえ》が使《つか》われなかった過去《かこ》の苦《にが》い経験《けいけん》から、なるべく覚《おぼ》えやすい名前《なまえ》にしたかったからです。

論文《ろんぶん》を発表《はっぴょう》した直後《ちょくご》、アメリカのコールド・スプリング・ハーバー研究所《けんきゅうじょ》で、iPS《アイピーエス》細胞《さいぼう》に関《かん》する研究会《けんきゅうかい》が開《ひら》かれて、ぼくも参加《さんか》しました。コールド・スプリング・ハーバー研究所《けんきゅうじょ》は一〇〇年《ねん》以上《いじょう》の歴史《れきし》を持《も》つ生物学《せいぶつがく》・医学研究《いがくけんきゅう》の拠点《きょてん》で、当時《とうじ》は、DNA《ディーエヌエー》二重《にじゅう》らせん構造《こうぞう》の発見者《はっけんしゃ》の一人《ひとり》ジェイムズ・ワトソン先生《せんせい》が会長《かいちょう》（二〇〇七年《ねん》まで）をされて

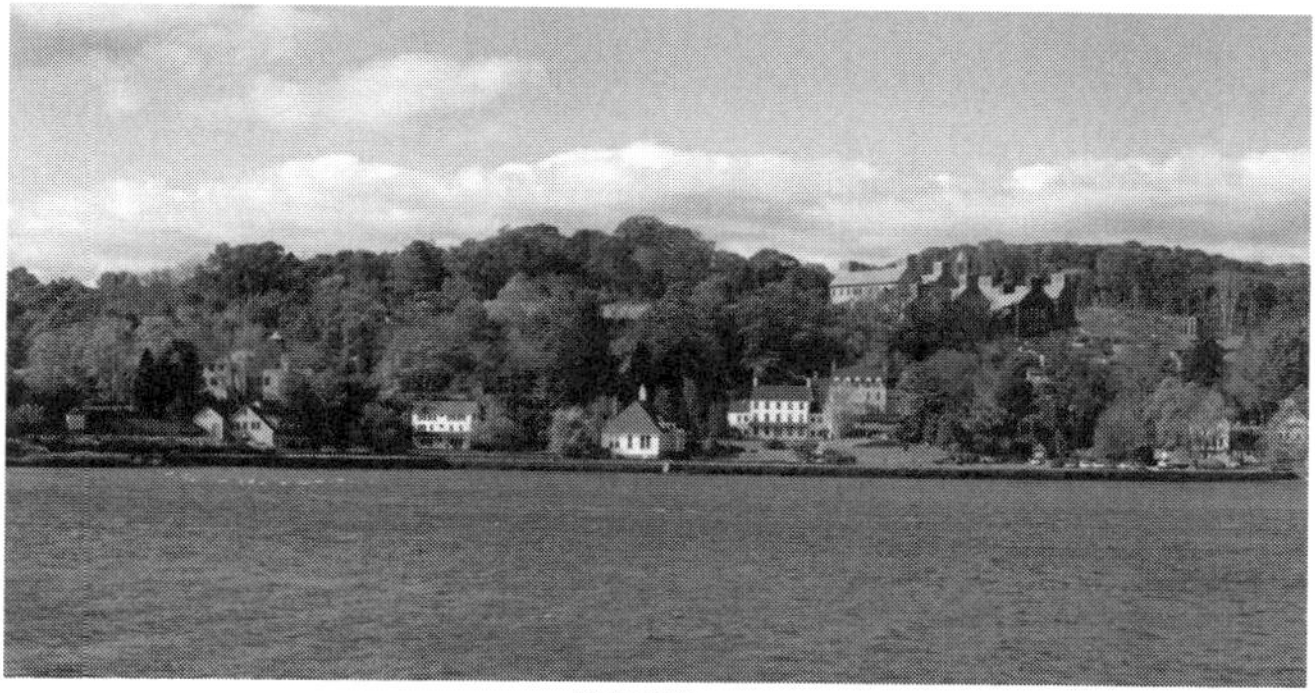

コールド・スプリング・ハーバー研究所《けんきゅうじょ》

いました。

四、五日間連続《かんれんぞく》の研究会《けんきゅうかい》で、しかも研究所《けんきゅうじょ》がニューヨークからかなり離《はな》れた場所《ばしょ》にあるため、参加者《さんかしゃ》は研究所近辺《けんきゅうじょきんぺん》に宿泊《しゅくはく》していました。夜《よる》九時《じ》を回《まわ》ると、バーに繰《く》り出《だ》してお酒《さけ》を飲《の》む人《ひと》も多《おお》く、ぼくも行《い》ってみました。すでに人《ひと》がいっぱいでしたが、四、五人《にん》が立《た》ち話《ばなし》をしている中《なか》に、知《し》っている顔《かお》を見《み》つけたので近寄《ちかよ》ってみると、

「四個《こ》でできるなんてありえへん」

「おかしい」

といった声《こえ》が聞《き》こえてきます。この輪《わ》に入《はい》りたいけど、なんとなく入《はい》りにくい雰囲気《ふんいき》でした。ぼくがすぐ横《よこ》にいることに気《き》づいて、みんなばつが悪《わる》そうでした。

ぼくら自身《じしん》、たった四つの遺伝子《いでんし》で体細胞《たいさいぼう》を初期化《しょきか》で

きるという結果《けっか》に驚《おどろ》いていたので、「おかしい」と思《おも》われるのも、ある意味《いみ》、当然《とうぜん》でした。とくに四つのうち Klf4《ケーエルエフフォー》 については、ES細胞研究者《イーエスさいぼうけんきゅうしゃ》の業界内《ぎょうかいない》ではあまり知《し》られていない遺伝子《いでんし》だったので、なぜそれに注目《ちゅうもく》したのかと不思議《ふしぎ》に思《おも》った人《ひと》もいたかもしれませんが、結果的《けっかてき》には、ES細胞《イーエスさいぼう》にとって本当《ほんとう》に大切《たいせつ》な遺伝子《いでんし》でした。「コロンブスの卵《たまご》」と同《おな》じように、いったんわかってしまえば、「それはそうやろう」と納得《なっとく》できる四つの遺伝子《いでんし》だったわけです。

完璧《かんぺき》な「マウスiPS細胞《アイピーエスさいぼう》」

ぼくたちの『セル』論文《ろんぶん》には他《ほか》にも批判《ひはん》がありました。マウスES細胞《イーエスさいぼう》は、キメラマウスを経《へ》て、全身《ぜんしん》がES細胞《イーエスさいぼう》に由来《ゆらい》するマウスを作《つく》ることができます。しかし高橋君《たかはしくん》が作《つく》ったi《アイ》PS細胞《ピーエスさいぼう》で作《つく》ったキメラマウスは、お母《かあ》さんのお腹《なか》の中《なか》で死《し》んでしまうのです。iPS細胞《アイピーエスさいぼう》とES細胞《イーエスさいぼう》は似《に》て非《ひ》なるものではないかと批判《ひはん》されました。

この批判《ひはん》を払拭《ふっしょく》してくれたのがポスドクの沖田君《おきたくん》です。沖田君《おきたくん》はiPS細胞《アイピーエスさいぼう》の樹立方法《じゅりつほうほう》を変《か》えることにより、成体《せいたい》のキメラマウスを作《つく》ることに成功《せいこう》しました。またキメラマウスを交配《こうはい》することにより、全身《ぜんしん》がiPS《アイピーエス》細胞《さいぼう》に由来《ゆらい》するマウスを作《つく》ることにも成功《せいこう》しました。まさに完璧《かんぺき》なiPS《アイピーエス》細胞《さいぼう》ができたのです。この成果《せいか》は『ネイチャー』に掲載《けいさい》されました。

驚《おどろ》くべきことに、同《おな》じ『ネイチャー』に、マサチューセッツ工科大学《こうかだいがく》（MIT《エムアイティー》）による同《おな》じような論文《ろんぶん》が掲載《けいさい》されていました。またほぼ同時《どうじ》に別《べつ》の科学雑誌《かがくざっし》でも、ハーバード大学《だいがく》のグループが、全身《ぜんしん》がiPS《アイピーエス》細胞《さいぼう》でできたマウス作製《さくせい》の成功《せいこう》を報告《ほうこく》しました。これらの報告《ほうこく》により、ぼくたちへの批判《ひはん》は収《おさ》まっていきました。それとともにiPS《アイピーエス》細胞《さいぼう》という名前《なまえ》も、研究者《けんきゅうしゃ》のみならず一般《いっぱん》の方々《かたがた》にも定着《ていちゃく》していきました。しかし、iPS《アイピーエス》細胞《さいぼう》をめぐる熾烈《しれつ》な開発競争《かいはつきょうそう》の幕開《まくあ》けでもありました。

「ヒトiPS《アイピーエス》細胞《さいぼう》」開発競争《かいはつきょうそう》

すぐにはじまったのが、ヒトiPS《アイピーエス》細胞《さいぼう》の開発競争《かいはつきょうそう》です。もちろんぼくらも、マウスのiPS《アイピーエス》細胞《さいぼう》を論文発表《ろんぶんはっぴょう》する前《まえ》から実験《じっけん》を開始《かいし》し、ヒトでもできるということがわかっていました。

データを積《つ》み重《かさ》ねて論文発表《ろんぶんはっぴょう》の準備《じゅんび》を進《すす》めていた二〇〇七年《ねん》の夏《なつ》、ぼくは出張先《しゅっちょうさき》のアメリカで、他《ほか》の研究室《けんきゅうしつ》がヒト・iPS細胞樹立《アイピーエスさいぼうじゅりつ》に成功《せいこう》しているという噂《うわさ》を聞《き》きました。

焦《あせ》りました。帰《かえ》りの飛行機《ひこうき》の中《なか》で、論文《ろんぶん》を一気《いっき》に書《か》き上《あ》げ、すぐに『セル』に投稿《とうこう》しました。日本《にほん》と『セル』の編集部《へんしゅうぶ》があるボストンには一三時間《じかん》の時差《じさ》があります。ぼくは何度《なんど》も徹夜《てつや》して、編集者《へんしゅうしゃ》との対応《たいおう》に当《あ》たりました。何《なん》とか論文《ろんぶん》は受理《じゅり》され、一一月《がつ》にインターネット上《じょう》で速報《そくほう》として発表《はっぴょう》されることになりました。

論文《ろんぶん》が発表《はっぴょう》される一週間《しゅうかん》ほど前《まえ》、ヒトES細胞《イーエスさいぼう》の作製《さくせい》に世界《せかい》ではじめて成功《せいこう》した、アメリカ・ウィスコンシン大学《だいがく》のジェイムズ・トムソン先生《せんせい》からメールがきました。「シンヤ、競争《きょうそう》に負《ま》けたのは残念《ざんねん》だ。しかし負《ま》けた相手《あいて》がシンヤでよかった」。ヒト・iPS細胞樹立《アイピーエスさいぼうじゅりつ》に成功《せいこう》していたのはトムソン先生《せんせい》だったのです。そのときは、彼《かれ》らの論文《ろんぶん》はぼくたちの一日後《にちご》に『サイエンス』に発表《はっぴょう》される予定《よてい》だったようです。しかし、『サイエンス』が掲載《けいさい》を一日《にち》早《はや》めるという異例《いれい》の行動《こうどう》をし、結局《けっきょく》、同《おな》じ日《ひ》に掲載《けいさい》されました。

ぼくらはOct 3/4《オクトスリーフォー》、Sox 2《ソックスツー》、Klf4《ケーエルエフフォー》、c-Myc《シーミック》というマウス・iPS細胞《アイピーエスさいぼう》に使《つか》ったのと同《おな》じ遺伝子《いでんし》をヒトでも使《つか》いました。それに対《たい》して、トムソン先生《せんせい》たちはOct 3/4《オクトスリーフォー》、Sox 2《ソックスツー》は共通《きょうつう》していましたが、あとの二つはNanog《ナノグ》、Lin28《リントゥエンティエイト》というぼくらと異《こと》なる遺伝子《いでんし》を

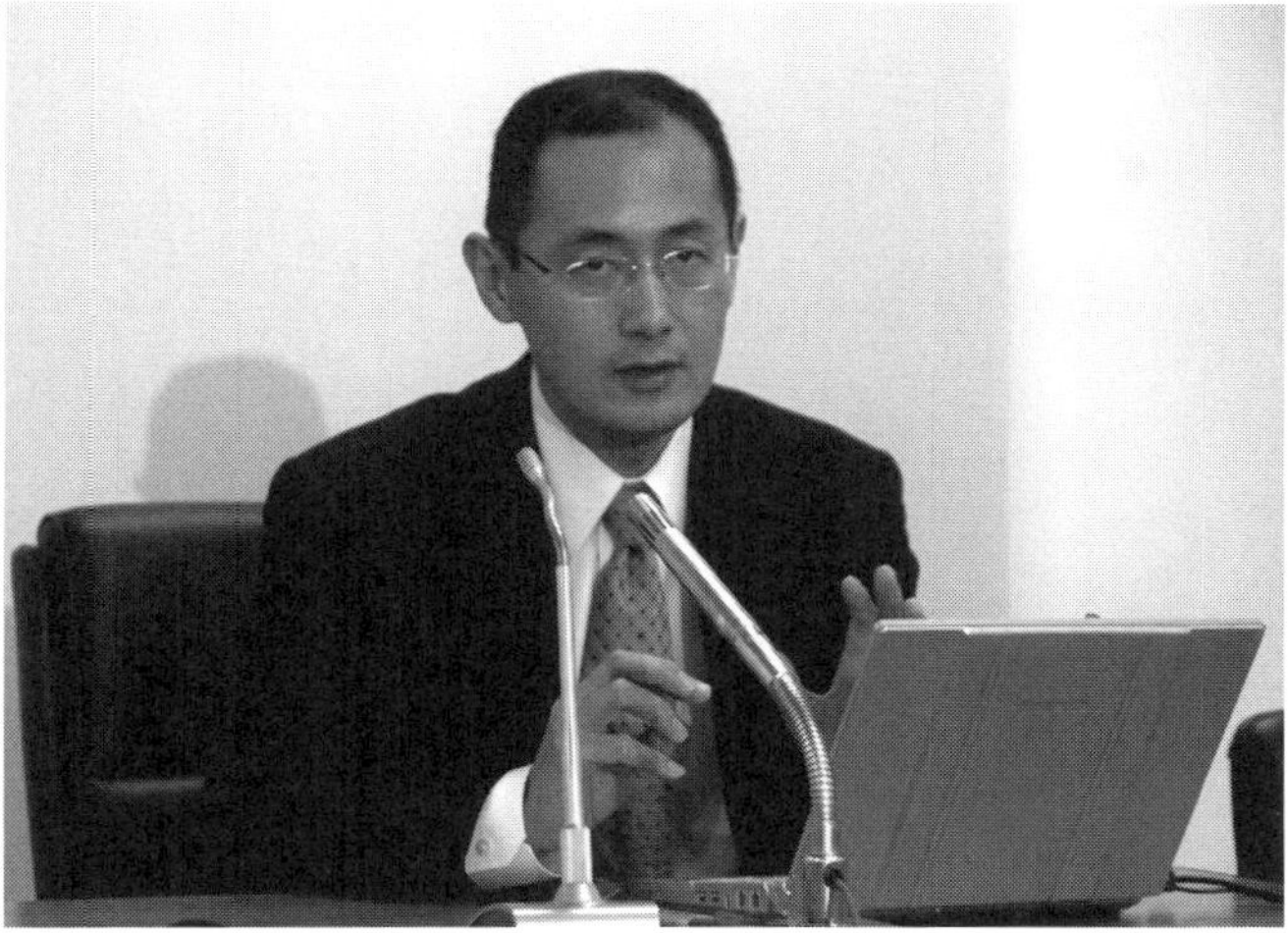

ヒトiPS細胞《アイピーエスさいぼう》の作製成功《さくせいせいこう》について文部科学省《もんぶかがくしょう》で記者会見《きしゃかいけん》（2007年《ねん》11月《がつ》19日《にち》）

使《つか》っていたのです。あきらかにぼくらとは別路線《べつろせん》でヒトiPS《アイピーエス》細胞《さいぼう》にたどり着《つ》いたのです。すごい人《ひと》たちだと敬意《けいい》を感《かん》じました。

再生医療《さいせいいりょう》の可能性《かのうせい》

いま、ぼくたちは京都《きょうと》大学《だいがく》医学部《いがくぶ》附《ふ》属《ぞく》病院《びょういん》やほかの多《おお》くの病院《びょういん》の協力《きょうりょく》を得《え》て、たくさんの患者《かんじゃ》さんのiPS《アイピーエス》細胞《さいぼう》を作《つく》っています。患者《かんじゃ》さんからいただいた皮膚片《ひふへん》を、直径《ちょっけい》一〇センチほどの培養皿《ばいようざら》に貼《は》り付《つ》け、二、三週間《しゅうかん》経《た》つと、培養皿《ばいようざら》いっぱいに細胞《さいぼう》が増《ふ》えますが、それ以上《いじょう》は増《ふ》えません。待《ま》てど暮《く》らせど皮膚細胞《ひふさいぼう》のままです。

しかし、ここに細胞《さいぼう》の時計《とけい》の針《はり》を巻《ま》き戻《もど》す遺伝子《いでんし》四つを加《くわ》え、一ヵ月《げつ》ほど培養《ばいよう》すると、皮《ひ》膚《ふ》の細胞《さいぼう》とは見《み》かけも性質《せいしつ》も違《ちが》うiPS《アイピーエス》細胞《さいぼう》になります。いったんiPS《アイピーエス》細胞《さいぼう》になると、どんどん増殖《ぞうしょく》するので、培養皿《ばいようざら》一〇枚分《まいぶん》でも、一〇〇枚分《まいぶん》でも、一〇〇〇枚分《まいぶん》でもいくらでも増《ふ》やすことができます。増《ふ》やした後《あと》に刺激《しげき》をあたえるとiPS《アイピーエス》細胞《さいぼう》は分化《ぶんか》しはじめます。刺激《しげき》のあたえ方《かた》によって、さまざまな種類《しゅるい》の細胞《さいぼう》を作《つく》りだすことができます。

この技術《ぎじゅつ》によってなにが可能《かのう》になるでしょうか。たとえば、あなた自身《じしん》が心臓《しんぞう》の病気《びょうき》で寝《ね》たきり状態《じょうたい》になったと仮定《かてい》してください。

もし医師《いし》や研究者《けんきゅうしゃ》から、研究《けんきゅう》のためにあなたの心臓《しんぞう》の細胞《さいぼう》を使《つか》わせて下《くだ》さいと言《い》われたらどう思《おも》われますか？ ぼくだったら生《い》きている間《あいだ》に心臓《しんぞう》から細胞《さいぼう》をとられるのはかなわんと思《おも》うでしょう。中《なか》には協力《きょうりょく》してくださる方《かた》もいて、麻酔《ますい》した上《うえ》で心臓《しんぞう》の細胞《さいぼう》を少《すこ》しいただけるかもしれません。しかし、心臓《しんぞう》の細胞《さいぼう》は皮膚《ひふ》の細胞《さいぼう》とは違《ちが》って一切《いっさい》増《ふ》えないのです。せっかくいただいた細胞《さいぼう》はすぐになくなってしまいます。また患者《かんじゃ》さんからいただく細《さい》胞《ぼう》は、すでに病気《びょうき》になってしまった細胞《さいぼう》です。

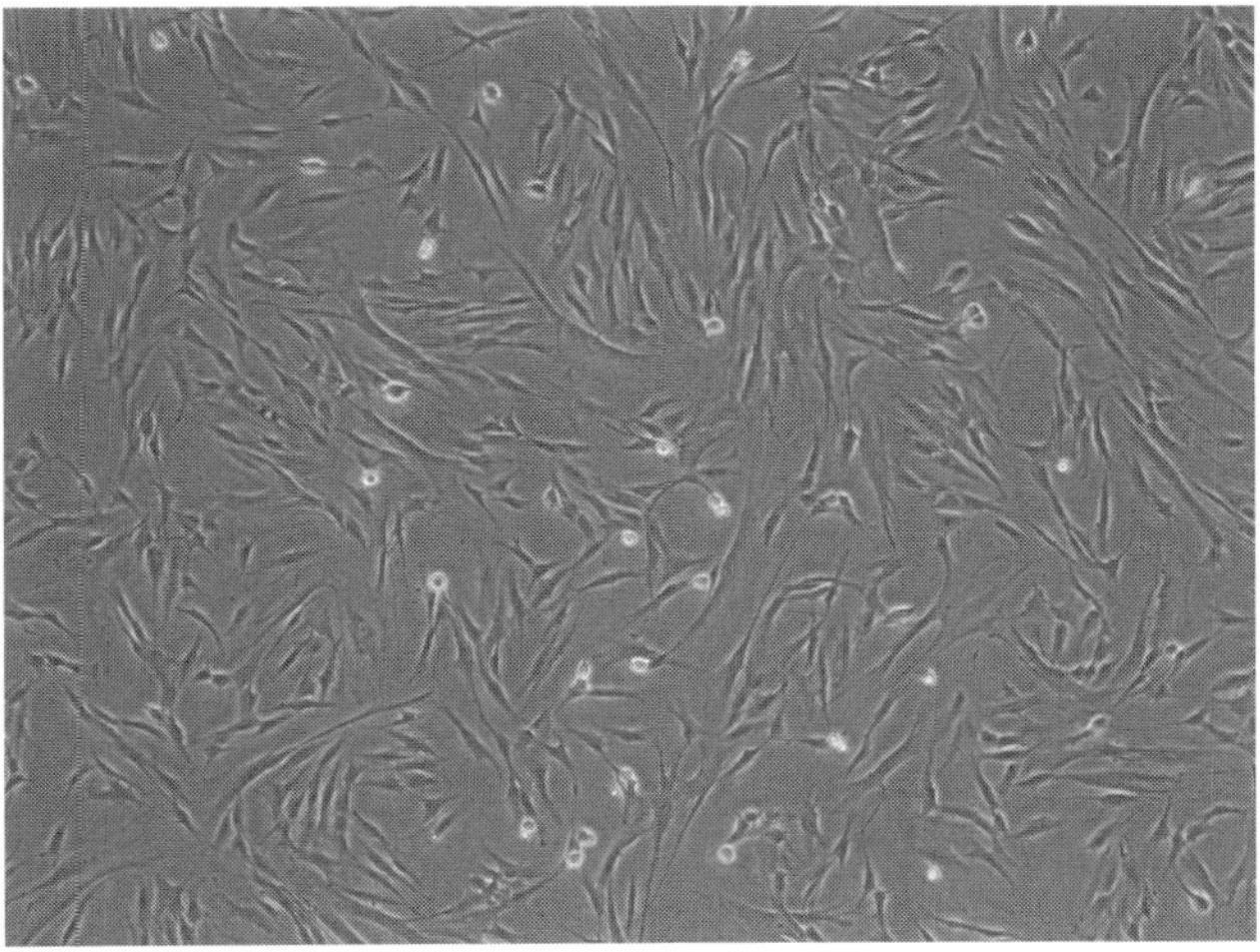

皮《ひ》膚《ふ》細胞《さいぼう》

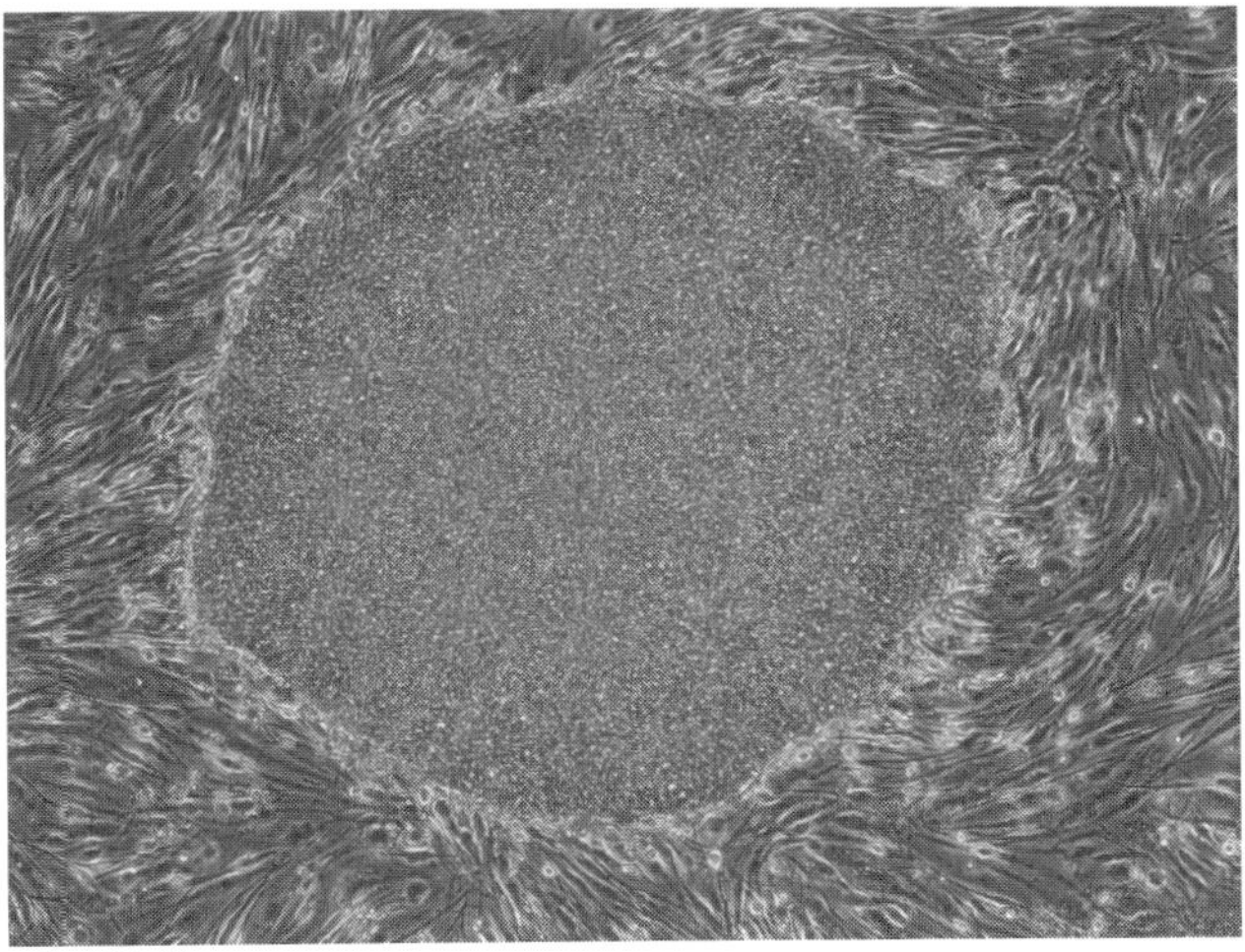

ｉＰＳ《アイピーエス》細胞《さいぼう》

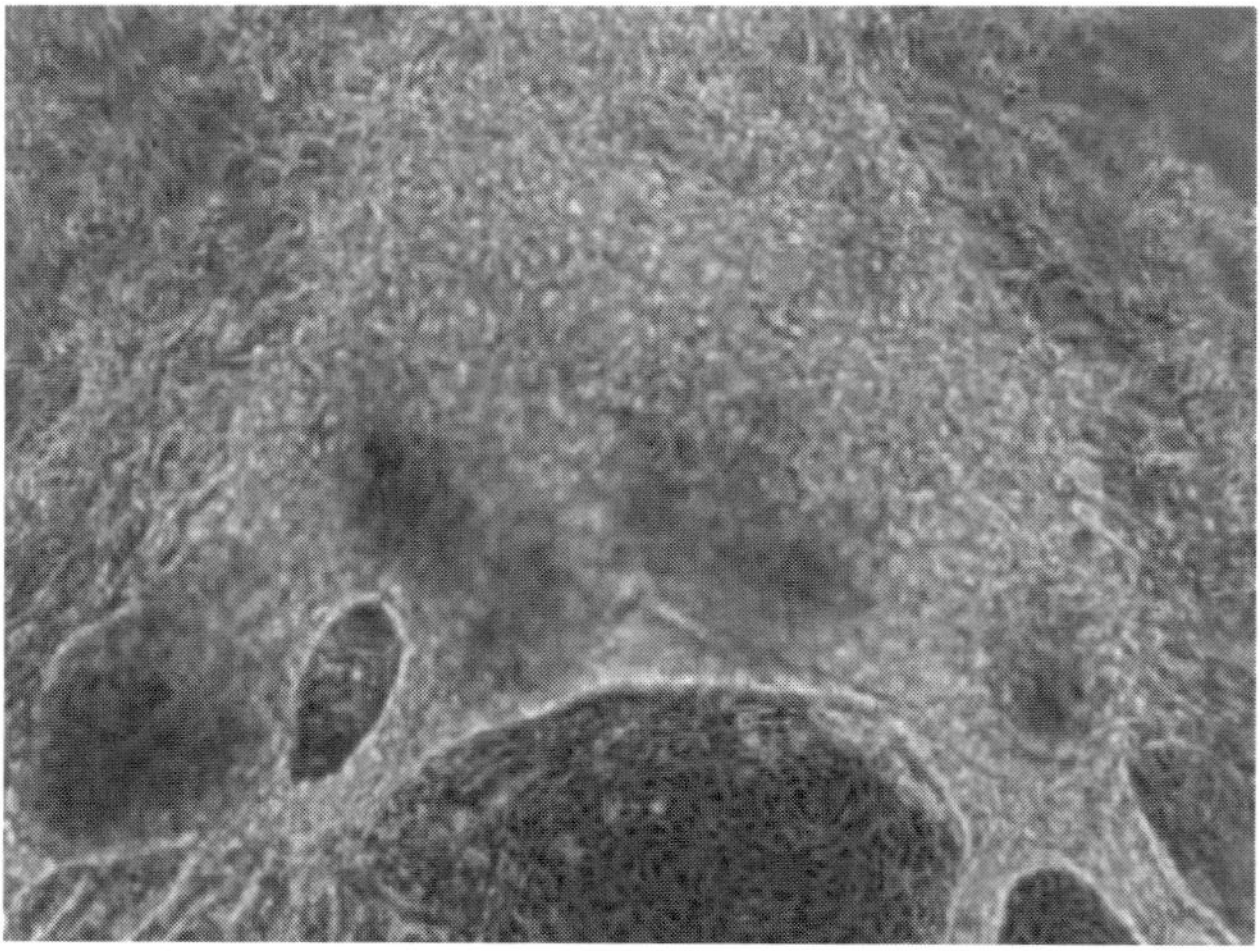

ｉＰＳ細胞《アイピーエスさいぼう》から作《つく》った心臓細胞《しんぞうさいぼう》

しかし、多《おお》くの方《かた》が、血液《けつえき》や皮膚《ひふ》の細胞《さいぼう》くらいなら、生《い》きている間《あいだ》にあげてもいいと思《おも》われるでしょう。それらの細胞《さいぼう》をｉＰＳ細胞《アイピーエスさいぼう》として増《ふ》やし、適切《てきせつ》な刺激《しげき》をあたえれば、あなたの遺伝子《いでんし》を持《も》った心臓《しんぞう》の細胞《さいぼう》を大量《たいりょう》に作《つく》りだすことができます。しかも、あなたの実際《じっさい》の心臓《しんぞう》の細胞《さいぼう》が息《いき》も絶《た》え絶《だ》えという状態《じょうたい》であっても、ｉＰＳ細胞《アイピーエスさいぼう》から作《つく》りだした心臓《しんぞう》の細胞《さいぼう》は、病気《びょうき》になる前《まえ》、ゼロ歳《さい》のときの心臓《しんぞう》の細胞《さいぼう》です。その元気《げんき》な心臓《しんぞう》の細胞《さいぼう》を、弱《よわ》ってしまった心臓《しんぞう》に貼《は》り付《つ》ける、あるいは移植《いしょく》する。そうすればもう一度《いちど》、心臓《しんぞう》を元気《げんき》にできるかもしれません。

日本《にほん》で心臓移植《しんぞういしょく》が実施《じっし》されることは滅多《めった》

にありません。その最大《さいだい》の要因《よういん》は脳死《のうし》という概念《がいねん》が定着《ていちゃく》しておらず、提供者《ていきょうしゃ》がほとんどあらわれないことです。心臓移植《しんぞういしょく》の代《か》わりに、ｉＰＳ細胞技術《アイピーエスさいぼうぎじゅつ》を使《つか》って、患者《かんじゃ》さん自身《じしん》の心《しん》臓細胞《ぞうさいぼう》を大量《たいりょう》に作《つく》りだし、患者《かんじゃ》さんに移植《いしょく》して治療《ちりょう》する。これが再生医療《さいせいいりょう》として期待《きたい》されているｉＰＳ細胞《アイピーエスさいぼう》の利用例《りようれい》の一つです。*

*再生医療研究《さいせいいりょうけんきゅう》の例《れい》
ｉＰＳ細胞《アイピーエスさいぼう》を使《つか》う臨床研究《りんしょうけんきゅう》の第《だい》一号《ごう》が二〇一三年夏《ねんなつ》にはじまり、二〇一四年《ねん》九月《がつ》、ｉＰＳ細胞《さいぼう》を使《つか》った組織《そしき》の手術《しゅじゅつ》が行《おこな》われた。対象疾患《たいしょうしっかん》は加齢黄斑変性症《かれいおうはんへんせいしょう》。眼《め》の黄斑《おうはん》（視細胞《しさいぼう》が集《あつ》まる網膜《もうまく》の中心部《ちゅうしんぶ》）に、加齢《かれい》による障害《しょうがい》が起《お》こり、視野《しや》の中心《ちゅうしん》が見《み》えなくなったり、歪《ゆが》んで見《み》えたりする病気《びょうき》で、失明《しつめい》にいたることもある。
この臨床研究《りんしょうけんきゅう》は、理化学研究所多細胞《りかがくけんきゅうしょたさいぼう》システム形成研究《けいせいけんきゅう》センター（神戸市《こうべし》）の高橋政代博士《たかはしまさよはくし》のグループが中心《ちゅうしん》となっておこなわれている。患者《かんじゃ》の皮膚《ひふ》からｉＰＳ細胞《さいぼう》を作《つく》り、さらに網膜色素上皮細胞《もうまくしきそじょうひさいぼう》に分化《ぶんか》させ、培養《ばいよう》して一〜二ミリ角《かく》の網膜《もうまく》シートを作《つく》って患者《かんじゃ》の目《め》に貼《は》りつける。色素上皮細胞《しきそじょうひさいぼう》は色《いろ》がついているため、分化《ぶんか》したかどうか判定《はんてい》しやすく、分化《ぶんか》しなかったｉＰＳ細胞《さいぼう》と分離《ぶんり》しやすいうえ、万《まん》が一移植細胞《いちいしょくさいぼう》ががん化《か》しても外《そと》から見《み》えるので、早期対処《そうきたいしょ》が可能《かのう》と考《かんが》えられている。
また慶應義塾大学《けいおうぎじゅくだいがく》の岡野栄之教授《おかのひでゆききょうじゅ》らはｉＰＳ細胞《さいぼう》を使《つか》った脊髄損傷治療法《せきずいそんしょうちりょうほう》の開発《かいはつ》を進《すす》めている。二〇一〇年《ねん》一二月《がつ》には、脊髄損傷《せきずいそんしょう》のサルに、ヒトのｉＰＳ細胞《さいぼう》から分化《ぶんか》させた神経幹細胞《しんけいかんさいぼう》を移植《いしょく》し、運動機能《うんどうきのう》の回復《かいふく》に成功《せいこう》した。ヒトに近《ちか》い霊長類《れいちょうるい》への治療効果《ちりょうこうか》が確認《かくにん》された画期的《かっきてき》な成果《せいか》だが、安全性《あんぜんせい》の確認《かくにん》のためヒトへの臨床治療開始《りんしょうちりょうかいし》には数年程度《すうねんていど》かかると見《み》られている。

ただし現状《げんじょう》では、完全《かんぜん》な心臓細胞《しんぞうさいぼう》を作《つく》りだすことは技術的《ぎじゅつてき》に難《むずか》しく、医療現場《いりょうげんば》で、患者《かんじゃ》さんのiPS《アイピーエス》細胞《さいぼう》から作《つく》った心臓細胞《しんぞうさいぼう》を利用《りよう》できる段階《だんかい》ではありません。がん化《か》しないか、異常《いじょう》はないか、研究《けんきゅう》によってじゅうぶんにたしかめておく必要《ひつよう》があります。

病気《びょうき》の原因解明《げんいんかいめい》と創薬《そうやく》

別《べつ》の形《かたち》の応用方法《おうようほうほう》も考《かんが》えられます。iPS《アイピーエス》細胞《さいぼう》から作《つく》った心臓細胞《しんぞうさいぼう》は病気《びょうき》になる前《まえ》の心臓細胞《しんぞうさいぼう》です。もしその心臓細胞《しんぞうさいぼう》をそのまま体外《たいがい》で培養《ばいよう》しつづければ、病気《びょうき》になっていく過程《かてい》をもう一度《いちど》、細胞《さいぼう》レベルで起《お》こすことができるのではないか。患者《かんじゃ》さんの体外《たいがい》で病気《びょうき》を再現《さいげん》して調《しら》べやすくしたモデルのことを病態《びょうたい》モデルといいます。iPS《アイピーエス》細胞《さいぼう》から心臓病《しんぞうびょう》やALS《エーエルエス》（筋萎縮性側索硬化症《きんいしゅくせいそくさくこうかしょう》）など難病《なんびょう》の病態《びょうたい》モデルを作《つく》り、病気《びょうき》の原因《げんいん》を解明《かいめい》できるのではないかと期待《きたい》されているのです。

患者《かんじゃ》さんが五〇歳《さい》で心臓病《しんぞうびょう》を発病《はつびょう》したからといって、iPS《アイピーエス》細胞《さいぼう》から作《つく》りだした心臓細《しんぞうさい》胞《ぼう》が発病《はつびょう》するのにも五〇年《ねん》かかるとしたら、役《やく》に立《た》ちません。しかし、体外《たいがい》で培養《ばいよう》できるため、細胞《さいぼう》にいろいろなストレスをかけることができます。そのため実際《じっさい》には、患者《かんじゃ》さんの体《からだ》の中《なか》では一〇年《ねん》以上《いじょう》かかった病気《びょうき》であっても、ｉＰＳ《アイピーエス》細胞《さいぼう》から作《つく》った細胞《さいぼう》では、短時《たんじ》間《かん》で病気《びょうき》の少《すく》なくとも一部《いちぶ》が再現《さいげん》できることがわかってきています。

生《う》まれて間《ま》もない赤《あか》ちゃんが発症《はっしょう》する病気《びょうき》もたくさんあり、そのような病気《びょうき》では、再《さい》現《げん》がより簡単《かんたん》であると考《かんが》えられます。

さらに期待《きたい》されていることは、病態《びょうたい》モデルを使《つか》って病気《びょうき》の進行《しんこう》を食《く》い止《と》める薬《くすり》を開発《かいはつ》したり、薬《くすり》の副作用《ふくさよう》を病態《びょうたい》モデルによってあらかじめたしかめたりすることです。＊

ハイスループット・スクリーニングと呼《よ》ばれる、薬《くすり》を探《さが》す手法《しゅほう》があります。薬《くすり》の候補《こうほ》となる化学物質《かがくぶっしつ》が数万《すうまん》とか数十万種類《すうじゅうまんしゅるい》ある場合《ばあい》、手作業《てさぎょう》で一個《こ》一個《こ》、その効果《こうか》や副作用《ふくさよう》を調《しら》べていては膨大《ぼうだい》なコストと時間《じかん》がかかってしまいます。そこで、ロボットやコンピュータを使《つか》って、多数《たすう》の化学物質《かがくぶっしつ》を同時《どうじ》に処理《しょり》しながら、有望《ゆうぼう》な薬《くすり》の候補《こうほ》を絞《しぼ》りこむ手法《しゅほう》が製薬業《せいやくぎょう》

＊病態《びょうたい》モデルの例《れい》
慶應義塾大学《けいおうぎじゅくだいがく》の鈴木則宏《すずきのりひろ》教授《きょうじゅ》らはアルツハイマー病《びょう》の患者《かんじゃ》のｉＰＳ《アイピーエス》細胞《さいぼう》から神経細胞《しんけいさいぼう》へ分化《ぶんか》させ、アルツハイマー病《びょう》の病態《びょうたい》モデルを作製《さくせい》した。この細胞《さいぼう》では毒性《どくせい》の強《つよ》いタンパク質《しつ》（ベータアミロイド）が通常《つうじょう》の二倍生産《ばいせいさん》されるなど、アルツハイマー病《びょう》の特徴《とくちょう》が再現《さいげん》され、ｉＰＳ細胞《さいぼう》が病気《びょうき》の原因解明《げんいんかいめい》に有効《ゆうこう》なことを示《しめ》した。

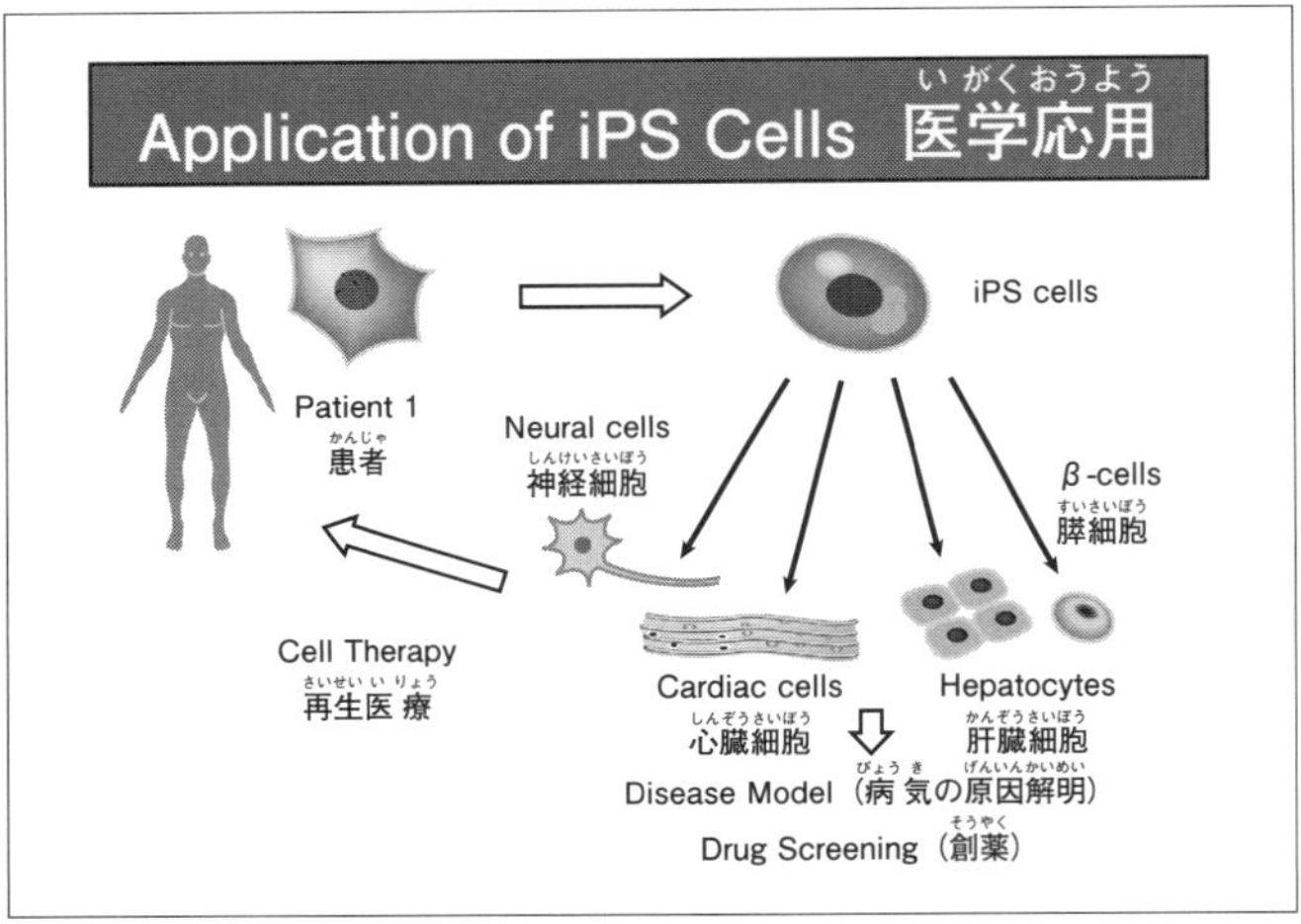

界《かい》で開発《かいはつ》されています。それがハイスループット・スクリーニングです。

ｉＰＳ《アイピーエス》細胞《さいぼう》を使《つか》えば、病態《びょうたい》モデルの細胞《さいぼう》を大量《たいりょう》に作《つく》りだすことができます。それをサンプルとして、ハイスループット・スクリーニングによって、何万《なんまん》もの化学物質《かがくぶっしつ》と反応《はんのう》させ、効果《こうか》や副作用《ふくさよう》を一気《いっき》にたしかめるのです。*

ｉＰＳ《アイピーエス》細胞《さいぼう》で不妊症《ふにんしょう》の治療《ちりょう》を目指《めざ》す研究者《けんきゅうしゃ》もいます。現在《げんざい》、日本《にほん》で妊娠《にんしん》を望《のぞ》むカップルの約《やく》一〇%《パーセント》が不妊症《ふにんしょう》といわれています。男性《だんせい》で精子《せいし》がまったくできない無精子症《むせいししょう》の方《かた》も約《やく》一%《パーセント》いるそうです。

誤解《ごかい》してほしくないのは、無精子症《むせいししょう》の男性《だんせい》の皮膚《ひふ》からｉＰＳ《アイピーエス》細胞《さいぼう》を作《つく》り、精子《せいし》に分化《ぶんか》させて、それを受精《じゅせい》に使《つか》おうと考《かんが》えているわけではないということです。iPS《アイピーエス》細胞《さいぼう》は理論的《りろんてき》には体《からだ》のほとんどあらゆる細胞《さいぼう》に分化《ぶんか》できると考《かんが》えられています。精子《せいし》や卵子《らんし》に分化《ぶんか》させることも可能《かのう》です。マウスに関《かん》しては、iPS《アイピーエスさいぼう》細胞から分化《ぶんか》させた精子《せいし》を、卵子《らんし》と体外受精《たいがいじゅせい》させて赤《あか》ちゃんマウスを誕生《たんじょう》させることに成功《せいこう》しています。しかし、ヒトで、人工的《じんこうてき》な精子《せいし》あるいは卵子《らんし》など生殖細胞《せいしょくさいぼう》を作《つく》って受精《じゅせい》させることは文部科学省《もんぶかがくしょう》により禁《きん》じられています。

研究者《けんきゅうしゃ》が目指《めざ》しているのは薬《くすり》の開発《かいはつ》です。まず無精子症《むせいししょう》の男性《だんせい》の細胞《さいぼう》からiPS《アイピーエス》細胞《さいぼう》を作《つく》り、精子《せいし》に分化《ぶんか》させます。しかしこのとき、精子《せいし》へ分化《ぶんか》しきれずに途中《とちゅう》で止《と》まってしまうはずです。精巣《せいそう》を直接観察《ちょくせつかんさつ》することはできませんが、体外《たいがい》なら、精子《せいし》の形成過程《けいせいかてい》をつぶさに調《しら》べることができます。そして、どこに異常《いじょう》があるのかわかれば、正常《せいじょう》に精子《せいし》の形《けい》

＊病態《びょうたい》モデルと創薬《そうやく》の例《れい》

二〇一二年《ねん》八月《がつ》、CiRA《サイラ》の井上治久《いのうえはるひさ》准教授《じゅんきょうじゅ》（当時《とうじ》）らのグループが、ALS《エーエルエス》患者《かんじゃ》の細胞《さいぼう》から作製《さくせい》したiPS細胞《さいぼう》を使《つか》って、運動《うんどう》ニューロンへ分化《ぶんか》させ、これまで知《し》られていなかった病態《びょうたい》を解明《かいめい》、さらに新薬《しんやく》の候補《こうほ》となる化合物《かごうぶつ》を見《み》つけたと発表《はっぴょう》した。

成《せい》を進《すす》める薬《くすり》の開発《かいはつ》にも役立《やくだ》ちます。もしそのような薬《くすり》ができれば、無精子症《むせいししょう》の男性《だんせい》に投与《とうよ》して、精巣《せいそう》の中《なか》でちゃんと精子《せいし》が作《つく》れるようになる可能性《かのうせい》があります。

再生医療《さいせいいりょう》の実用化《じつようか》よりも、このような創薬分野《そうやくぶんや》への応用《おうよう》のほうが汎用性《はんようせい》が高《たか》く、実際《じっさい》、世界中《せかいじゅう》でいま、iPS細胞《アイピーエスさいぼう》を用《もち》いた創薬競争《そうやくきょうそう》がくり広《ひろ》げられているのです。

iPS細胞《アイピーエスさいぼう》ストックとは

iPS細胞《アイピーエスさいぼう》は、患者《かんじゃ》さん本人《ほんにん》の細胞《さいぼう》を使《つか》って作《つく》るので、ES細胞《イーエスさいぼう》が抱《かか》える倫理問題《りんりもんだい》や拒絶反応《きょぜつはんのう》の問題《もんだい》を回避《かいひ》できます。しかし、iPS細胞《アイピーエスさいぼう》を作製《さくせい》し、そこから目的《もくてき》とする細胞《さいぼう》へ分化《ぶんか》させるまでには数《すう》ヵ月単位《げつたんい》の時間《じかん》と高額《こうがく》の費用《ひよう》がかかります。

たとえば、怪我《けが》をして脊髄損傷《せきずいそんしょう》になった患者《かんじゃ》さんは、一週間《しゅうかん》から一〇日《とおか》の間《あいだ》に移植《いしょく》を受《う》けないと治療効果《ちりょうこうか》がないといわれています。そうだとすれば、脊髄損傷《せきずいそんしょう》になってまもない患者《かんじゃ》さんのiPS細胞《アイピーエスさいぼう》を作《つく》りはじめ、分化《ぶんか》させて神経細胞《しんけいさいぼう》にするまでに数《すう》ヵ月《げつ》もかかるのでは、間《ま》に合《あ》わないことになってしまいます。

もちろん、iPS細胞作製《アイピーエスさいぼうさくせい》をスピードアップするための研究《けんきゅう》も進《すす》めています。しかし、それとともに、iPS《アイピーエス》細胞《さいぼう》ストックの準備《じゅんび》も進《すす》めています。健康《けんこう》なボランティアの方《かた》から皮《ひ》膚《ふ》細胞《さいぼう》などの体細胞《たいさいぼう》をいただいて、あらかじめiPS《アイピーエス》細胞《さいぼう》を作《つく》り、増殖《ぞうしょく》させたうえで、神《しん》経細胞《けいさいぼう》や心臓細胞《しんぞうさいぼう》などさまざまな種類《しゅるい》の細胞《さいぼう》に分化《ぶんか》させて保存《ほぞん》しておくためです。輸血用《ゆけつよう》の血液《けつえき》を保存《ほぞん》している血液《けつえき》バンクのように、いくつもの細胞《さいぼう》を用意《ようい》しておき、必要《ひつよう》になればいつでも使《つか》えるストックです。

ただし、iPS《アイピーエス》細胞《さいぼう》ストックで用意《ようい》されることになる細胞《さいぼう》は、患者《かんじゃ》さん自身《じしん》の細胞《さいぼう》ではありません。そのため拒絶反応《きょぜつはんのう》を引《ひ》き起《お》こす恐《おそ》れがありますが、なるべくこの反応《はんのう》が起《お》きないようにする方法《ほうほう》があります。そのために利用《りよう》するのが、細胞《さいぼう》の表面《ひょうめん》にあらわれるタンパク質《しつ》のＨＬＡ《エイチエルエー》*です。

ＨＬＡ《エイチエルエー》には人《ひと》それぞれに異《こと》なる型《かた》があり、血液型《けつえきがた》と同《おな》じように誰《だれ》でも父親《ちちおや》と母親《ははおや》から一

---

*ＨＬＡ《エイチエルエー》

Human Leukocyte Antigen（ヒト白血球型抗原《はっけっきゅうがたこうげん》）の略《りゃく》で自身《じしん》の細胞《さいぼう》と外来《がいらい》の細胞《さいぼう》とを見分《みわ》ける際《さい》に重要《じゅうよう》な細胞表面《さいぼうひょうめん》のタンパク質《しつ》のこと。細胞《さいぼう》にとっての血液型《けつえきがた》のようなもので、この型《かた》を合《あ》わせることで細胞《さいぼう》などを移植《いしょく》した際《さい》の免疫拒絶反応《めんえききょぜつはんのう》を弱《よわ》めることができる。ＨＬＡ型《がた》は両親《りょうしん》からそれぞれ違《ちが》う型《かた》が遺伝《いでん》し、数万種類《すうまんしゅるい》の組《く》み合《あ》わせがあるといわれている。

つずつ受《う》け継《つ》いでいます。血液型《けつえきがた》の組《く》み合《あ》わせはＡ型《エーがた》（ＡＯ《エーオー》、ＡＡ《エーエー》）、Ｂ型《がた》（ＢＯ《ビーオー》、ＢＢ《ビービー》）、Ｏ型《オーがた》（ＯＯ《オーオー》）、ＡＢ型《エービーがた》（ＡＢ《エービー》）しかありませんが、ＨＬＡ型《エイチエルエーがた》には数万通《すうまんとお》りの組《く》み合《あ》わせがあるといわれています。親子《おやこ》や兄弟姉妹《きょうだいしまい》であってもＨＬＡ型《エイチエルエーがた》が一致《いっち》する確率《かくりつ》はきわめて低《ひく》く、ＨＬＡ型《エイチエルエーがた》が完全《かんぜん》に一致《いっち》するのは一卵性双生児《いちらんせいそうせいじ》くらいしかいません。臓器移植《ぞうきいしょく》で拒絶反応《きょぜつはんのう》が起《お》こるのは、ドナー（臓器《ぞうき》や組織《そしき》の提供者《ていきょうしゃ》）とレシピエント（移植《いしょく》を受《う》ける患者《かんじゃ》さん）の間《あいだ》で、ＨＬＡ型《エイチエルエーがた》の適合性《てきごうせい》が低《ひく》いからです。

しかし、多《おお》くのタイプのＨＬＡ型《エイチエルエーがた》と拒絶反応《きょぜつはんのう》を起《お》こしにくい特殊《とくしゅ》なＨＬＡ型《エイチエルエーがた》を持《も》っている人《ひと》が一定《いってい》の割合《わりあい》で存在《そんざい》しています。血液型Ｏ型《けつえきがたオーがた》の方《かた》が、Ｏ型《オーがた》だけでなく、Ａ型《エーがた》、Ｂ型《ビーがた》、ＡＢ型《エービーがた》の人《ひと》に輸血《ゆけつ》しても問題《もんだい》ない場合《ばあい》があるように、多《おお》くの人《ひと》と適合性《てきごうせい》の高《たか》いタイプのＨＬＡ型《エイチエルエーがた》を持《も》つ方《かた》がいるのです。たまたま両親《りょうしん》から同《おな》じＨＬＡ型《エイチエルエーがた》を受《う》け継《つ》いだ方《かた》です。両親《りょうしん》から一つずつ異《こと》なる型《かた》を受《う》け継《つ》ぐのが一般的《いっぱんてき》ですが、まれに同《おな》じ型《かた》を受《う》け継《つ》ぐことがあり、そういうタイプをＨＬＡ型《エイチエルエーがた》ホモと呼《よ》びます。

ぼくたちが、ＨＬＡ研究所《エイチエルエーけんきゅうじょ》（京都市《きょうとし》）から日本人ＨＬＡ型《にほんじんエイチエルエーがた》のデータの提供《ていきょう》を受《う》けて試算《しさん》をしたところ、ＨＬＡ型《エイチエルエーがた》ホモの方《かた》、五〇人《にん》に協力《きょうりょく》していただくと、日本人《にほんじん》の七三%《パーセント》に対《たい》して拒絶反応《きょぜつはんのう》の少《すく》ないiPS細胞《アイピーエスさいぼう》を用意《ようい》することができます。七五人《にん》で八〇%《パーセント》、一四〇人《にん》で九〇%《パーセント》の日本人《にほんじん》をカバーできることがわかりました。

それでは、このようなHLA型《エイチエルエーがた》ホモの方《かた》を五〇～一四〇人見《にんみ》つけだすために、何人《なんにん》くらいのHLA型《エイチエルエーがた》を調《しら》べればよいでしょうか。ぼくたちの試算《しさん》では、五〇人《にん》を見《み》つけるために三万《まん》七〇〇〇人《にん》、七五人《にん》を見《み》つけるために六万《まん》四〇〇〇人《にん》、一四〇人《にん》を見《み》つけるために一六万人《まんにん》のドナーのHLA型《エイチエルエーがた》を調《しら》べる必要《ひつよう》があるとわかりました。

数万《すうまん》から一〇万単位《まんたんい》の方《かた》のHLA型《エイチエルエーがた》を新《あら》たに調《しら》べるのは大変《たいへん》です。しかし、出産《しゅっさん》のとき赤《あか》ちゃんのへその緒《お》やお母《かあ》さんの胎盤《たいばん》にある臍帯血《さいたいけつ》を集《あつ》めて凍結保存《とうけつほぞん》している臍帯血《さいたいけつ》バンクというものがあります。臍帯血《さいたいけつ》には血液《けつえき》を作《つく》りだす造血幹細胞《ぞうけつかんさいぼう》がたくさん含《ふく》まれていて、移《い》植《しょく》することで白血病《はっけつびょう》などの血液《けつえき》の病気《びょうき》の治療《ちりょう》に役立《やくだ》てることができます。じつは臍帯血《さいたいけつ》バンクでは、それぞれの臍帯血《さいたいけつ》についてすでにHLA型《エイチエルエーがた》が調《しら》べられています。移植後《いしょくご》の拒《きょ》絶反応《ぜつはんのう》が起《お》こらないようにするためです。もし臍帯血《さいたいけつ》バンクなど既存《きそん》のバンクと協力《きょうりょく》することができれば、HLA型《エイチエルエーがた》をあらためて探《さが》す必要《ひつよう》はないかもしれません。結果的《けっかてき》に、コストを抑《おさ》えて、短期間《たんきかん》でiPS細胞《アイピーエスさいぼう》ストックを構築《こうちく》することができます。*

当初《とうしょ》ぼくらは皮膚《ひふ》の細胞《さいぼう》からiPS《アイピーエス》細胞《さいぼう》を作製《さくせい》しましたが、その後《ご》、世界中《せかいじゅう》で研究《けんきゅう》が進《すす》み、臍帯血《さいたいけつ》や末梢血《まっしょうけつ》に加《くわ》えて、髪《かみ》の毛《け》の毛根部《もうこんぶ》から、あるいは抜歯《ばっし》した「親知《おやし》らず」からもiPS《アイピーエス》細胞《さいぼう》を作製《さくせい》できることがわかっています。

iPS《アイピーエス》細胞《さいぼう》ストックを作《つく》ることとあわせて、ぼくらがいちばん力《ちから》を入《い》れているのは、iPS《アイピーエス》細胞《さいぼう》の安全性《あんぜんせい》を高《たか》めるための研究《けんきゅう》です。ぼくは大学院生《だいがくいんせい》のときの最初《さいしょ》の実験《じっけん》で「新《あたら》しい薬《くすり》、新《あたら》しい治療法《ちりょうほう》をいきなり患者《かんじゃ》さんで試《ため》してはならない」という教訓《きょうくん》を学《まな》びましたが、同《おな》じことがiPS《アイピーエス》細胞《さいぼう》についてもあてはまります。iPS《アイピーエス》細胞《さいぼう》を実際《じっさい》に患者《かんじゃ》さんに役立《やくだ》てるには、iPS《アイピーエス》細胞《さいぼう》のがん化《か》（悪性腫瘍《あくせいしゅよう》の形成《けいせい》）や奇形腫《きけいしゅ》（良性腫瘍《りょうせいしゅよう》）を防《ふせ》ぐ、iPS《アイピーエス》細胞《さいぼう》から目的《もくてき》の細胞《さいぼう》に確実《かくじつ》に分化《ぶんか》させて未分化《みぶんか》の細胞《さいぼう》を残《のこ》さないなど、クリアすべき課題《かだい》があります。

いまぼくらは国《くに》からの支援《しえん》を受《う》け、どの細胞《さいぼう》からどういう方法《ほうほう》でiPS《アイピーエス》細胞《さいぼう》を作《つく》るのがいちばん安全《あんぜん》か、どのように品質《ひんしつ》のいいiPS《アイピーエス》細胞《さいぼう》を選《えら》ぶかといったことも徹底的《てっていてき》に調《しら》べています。

iPS《アイピーエス》細胞《さいぼう》の技術《ぎじゅつ》を、一日《いちにち》も早《はや》く患者《かんじゃ》さんたちに役立《やくだ》てたい。そのためにこれからも一《いっ》生懸命研究《しょうけんめいけんきゅう》しつづけたいと思《おも》っています。

＊臍帯血《さいたいけつ》バンクとiPS細胞《アイピーエスさいぼう》ストック
　二〇一二年《ねん》七月《がつ》、厚生労働省《こうせいろうどうしょう》の専門委員会《せんもんいいんかい》は臍帯血《さいたいけつ》バンクで保管《ほかん》している臍帯血《さいたいけつ》は、iPS細胞《さいぼう》の研究《けんきゅう》のため、提供者《ていきょうしゃ》の同意《どうい》なしに利用《りよう》できるとする見解《けんかい》を示《しめ》した。

第《だい》2部《ぶ》　インタビュー

聞《き》き手《て》・緑《みどり》慎也《しんや》

（本《ほん》インタビューは二〇一一年《ねん》一一月《がつ》一四日《か》におこなわれた）

飛《と》ぶためにかがむ
——PAD《ピーエーディー》（アメリカ後《ご》うつ病《びょう》）のあと、辛《つら》かったことはありますか？

一九九九年一二月に奈良先端科学技術大学院大学《ならせんたんかがくぎじゅつだいがくいんだいがく》に助教授《じょきょうじゅ》として雇《やと》ってもらって、しばらく成果《せいか》が出《だ》せませんでした。奈良《なら》ではじめた研究《けんきゅう》で、最初《さいしょ》に論文《ろんぶん》として発表《はっぴょう》できたのは二〇〇三年《ねん》五月《がつ》です。それまではPAD《ピーエーディー》とは別《べつ》の、結果《けっか》を出《だ》せない苦《くる》しさがありました。

もう一度《いちど》、研究者《けんきゅうしゃ》としてがんばろうと決意《けつい》して大阪《おおさか》から奈良《なら》に移《うつ》り、恵《めぐ》まれた研究環《けんきゅうかん》境《きょう》の中《なか》で一生懸命研究《いっしょうけんめいけんきゅう》しましたが、なかなか成果《せいか》が上《あ》がらない。

人生《じんせい》の教科書《きょうかしょ》といいますか、自己啓発本《じこけいはつぼん》もよく読《よ》みました。ほとんどは「なんやこれ」ですが、苦《くる》しい時期《じき》だったせいか、中《なか》には共感《きょうかん》できる本《ほん》もありました。別《べつ》の機会《きかい》に読《よ》んだら、「なにをいうてんねん」と思《おも》うかもしれませんが。

何度《なんど》も読《よ》んだのは『仕事《しごと》は楽《たの》しいかね？』（デイル・ドーテン著《ちょ》、野津智子《のづともこ》訳《やく》、きこ書房《しょぼう》、二〇〇一年刊《ねんかん》）です。なるほどと思《おも》う言葉《ことば》がいくつもありました。＊結局《けっきょく》、この本《ほん》の夕イトルの通《とお》り、仕事《しごと》も楽《たの》しむしかないのかなと思《おも》っています。

こういう本《ほん》から学《まな》んだことはいろいろあります。一〇回《かい》のうち一回成功《かいせいこう》すればいいというくらいの気持《きも》ちでチャレンジしようとか、やるかやらないかの選択《せんたく》を迫《せま》られたとき、やらなくて後悔《こうかい》するくらいなら、やってから後悔《こうかい》しようといったメッセージには、とても共感《きょうかん》しました。新《あたら》しいチャレンジをすると、とりあえずがんばろうと思《おも》えますが、チャレンジをやめるとそこから先《さき》へ進《すす》むことは決《けっ》してできないからです。いまでも新《あたら》しいチャレンジをするように心《こころ》がけています。

いちばん辛《つら》いときは、その辛《つら》さを克服《こくふく》できる一歩手前《いっぽてまえ》だというようなことを書《か》いているものもありました。もうダメだと思《おも》っても、もう一踏《ひとふ》ん張《ば》りすれば新《あたら》しい展開《てんかい》が待《ま》っている、と。「やっぱり飛《と》ぶためにはかがまなあかんねんや」と励《はげ》まされましたね。高《たか》く飛《と》ぶためには思《おも》いっきり低《ひく》くかがむ必要《ひつよう》があるのです。

＊『仕事《しごと》は楽《たの》しいかね？』より
たとえば、「不運《ふうん》は得《え》てして好運《こううん》に変《か》わり、好運《こううん》は得《え》てして不運《ふうん》に変《か》わる」「試《ため》してみることに失敗《しっぱい》はない」「遊《あそ》び感覚《かんかく》でやって、成《な》り行《ゆ》きを見守《みまも》る」「必要《ひつよう》は発明《はつめい》の母《はは》かもしれない。だけど、偶然《ぐうぜん》は発明《はつめい》の父《ちち》なんだ」といった言葉《ことば》が並《なら》ぶ。

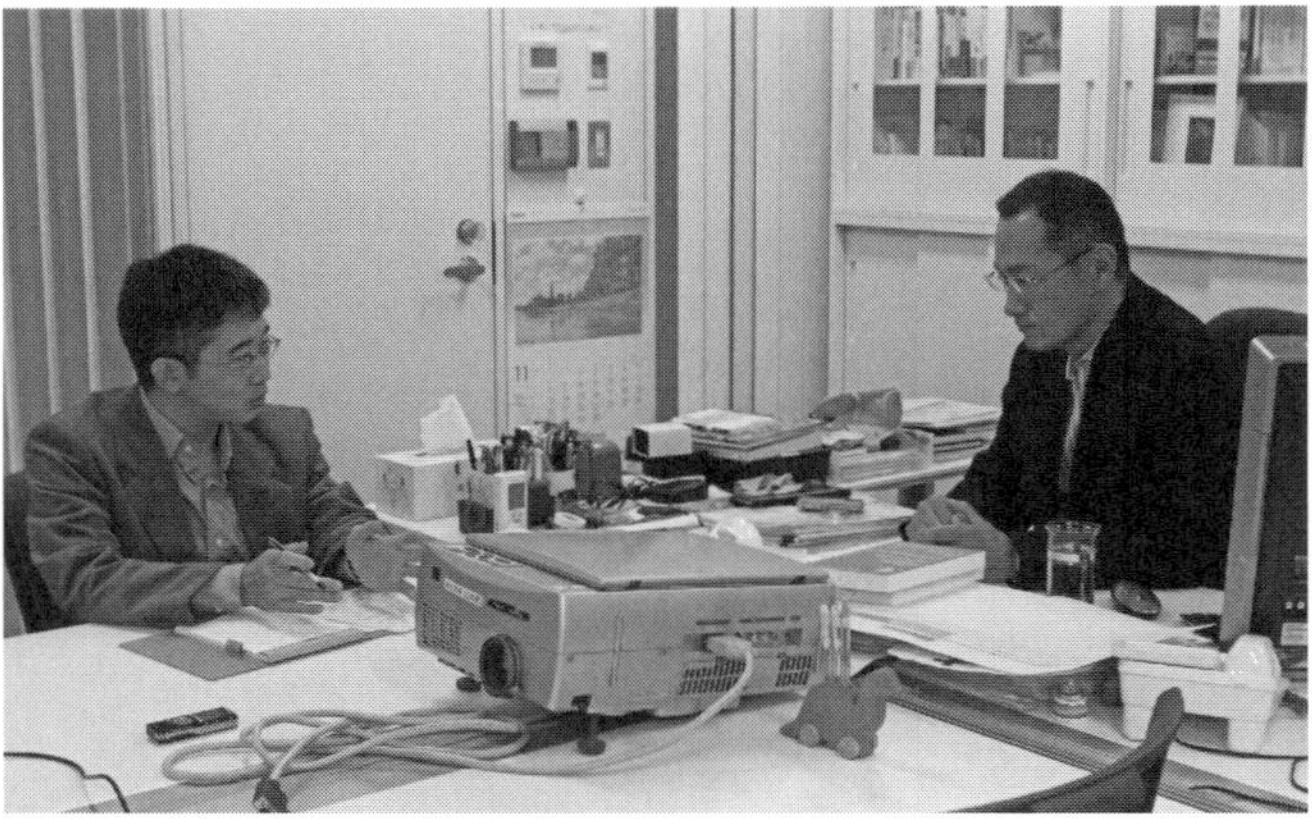

インタビューは山中研究室《やまなかけんきゅうしつ》でおこなった

そのころ、免疫系《めんえきけい》にかんする謎《なぞ》を遺伝子《いでんし》レベルで解明《かいめい》してノーベル生理学《せいりがく》・医学賞《いがくしょう》を受賞《じゅしょう》された利根川進《とねがわすすむ》先生《せんせい》にも勇気《ゆうき》づけられました。利根川先生《とねがわせんせい》の講演《こうえん》を聴《き》く機会《きかい》があったのですが、講演《こうえん》の後《あと》の質疑応答《しつぎおうとう》の時間《じかん》に、思《おも》い切《き》って手《て》を挙《あ》げて質問《しつもん》したんです。

「日本《にほん》では研究《けんきゅう》の継続性《けいぞくせい》が大切《たいせつ》だという意見《いけん》が多《おお》いのですが、先生《せんせい》はどう思《おも》われますか」

どうしてこんな質問《しつもん》をしたかというと、ぼく自身《じしん》、それまで何度《なんど》も研究《けんきゅう》テーマを変《か》えていて、継続性《けいぞくせい》のない研究《けんきゅう》をしていたからです。薬理学《やくりがく》から分子生物学《ぶんしせいぶつがく》へ、さらにがんの研究《けんきゅう》、ＥＳ細《イーエスさい》胞《ぼう》の研究《けんきゅう》という具合《ぐあい》に、研究《けんきゅう》テーマを変《か》えていました。自分《じぶん》では変《か》えるつもりはなかったのですが、予想外《よそうがい》の実験結果《じっけんけっか》に引《ひ》きずられる形《かたち》で、どんどん変《か》わっていったのです。一つのテーマをコツコツと追究《ついきゅう》していくべきだといわれているのに、自分《じぶん》はコロコロと変《か》えている。奈良《なら》に移《うつ》り、成果《せいか》を出《だ》せない状況《じょうきょう》の中《なか》で、「こんなんでええんかな」と自分《じぶん》の研究《けんきゅう》スタイルに自信《じしん》が持《も》てなくなっていました。そこで、免疫学《めんえきがく》から脳科学《のうかがく》へスパッと研究《けんきゅう》テーマを変《か》えた利根川先生《とねがわせんせい》にぜひ意見《いけん》を聞《き》いてみたいと思《おも》ったのです。

利根川先生《とねがわせんせい》の正確《せいかく》な答《こた》えは忘《わす》れましたが、「研究《けんきゅう》の継続性《けいぞくせい》が大切《たいせつ》だなんて誰《だれ》がそんなんいうたんや。面白《おもしろ》かったら自由《じゆう》にやったらええんやないか」というような趣旨《しゅし》のお答《こた》えだったと思《おも》います。利根川先生《とねがわせんせい》に、そんなふうにいっていただけるならと、うれしかったですね。

トップジャーナルのハードル

——奈良先端大《ならせんたんだい》に移《うつ》ってしばらくは「産《う》みの苦《くる》しみ」があったということですね。しかし、二〇〇四年《ねん》ごろには、「ES細胞《イーエスさいぼう》にとって大切《たいせつ》な遺伝子《いでんし》」を二四個《こ》まで絞《しぼ》られます。それをさらに四個《こ》まで絞《しぼ》って、二〇〇六年《ねん》にマウスiPS細胞作製《アイピーエスさいぼうさくせい》の成功《せいこう》を発表《はっぴょう》されるわけですが、四個《こ》に絞《しぼ》る前《まえ》、二四個《こ》を同時《どうじ》に皮膚細胞《ひふさいぼう》に入《い》れたときも、後《のち》のiPS細胞《アイピーエスさいぼう》のような

細胞《さいぼう》ができたと聞《き》きました。二四個《こ》の時点《じてん》で論文《ろんぶん》を発表《はっぴょう》されようとは思《おも》われなかったのでしょうか？

それはしたくてもできないんですよ。発表《はっぴょう》する雑誌《ざっし》を選《えら》ばなければ、二四個《こ》のままで掲《けい》載《さい》されたかもしれませんが、『ネイチャー』『セル』『サイエンス』といったトップジャーナルの場合《ばあい》、中途半端《ちゅうとはんぱ》な研究《けんきゅう》は認《みと》められません。

論文《ろんぶん》が掲載《けいさい》される前《まえ》に、査読《さどく》といって、同《おな》じ研究分野《けんきゅうぶんや》の専門家《せんもんか》が、論文内容《ろんぶんないよう》を評価《ひょうか》したり検証《けんしょう》したりするプロセスがあります。トップジャーナルの査読《さどく》は厳《きび》しく、「とりあえず二四個《こ》を皮膚細胞《ひふさいぼう》に入《い》れたらES《イーエス》細胞《さいぼう》のような細胞《さいぼう》ができました」では、絶対《ぜったい》に審査《しんさ》に通《とお》らないのです。たとえ二四個《こ》のまま報告《ほうこく》しても、まちがいなく「二四個《こ》のうちのどれですか」とたずねられたはずです。

——皮膚細胞《ひふさいぼう》に二四個《こ》の遺伝子《いでんし》を入《い》れたときにできる細胞《さいぼう》と、四個《こ》の遺伝子《いでんし》を入《い》れたときにできる細胞《さいぼう》との間《あいだ》にちがいはあったのですか？

二四個《こ》の遺伝子《いでんし》を入《い》れたときにできた細胞《さいぼう》については、あまり詳《くわ》しくはたしかめていませんが、染色体《せんしょくたい》の異常《いじょう》は見《み》られました。四倍体《よんばいたい》といって、通常《つうじょう》の二倍《ばい》の染色体《せんしょくたい》を持《も》つ細胞《さいぼう》が多《おお》かったのです。二四個《こ》の中《なか》には、がん遺伝子《いでんし》も含《ふく》まれていたので、異常《いじょう》が起《お》きやすかったのかもしれません。その意味《いみ》でも、二四個《こ》からさらに必要最小限《ひつようさいしょうげん》の遺伝子《いでんし》に絞《しぼ》っておくことは大切《たいせつ》なステップでした。

――その二四個《こ》から、当時助手《とうじじょしゅ》だった高橋和利《たかはしかずとし》さんの「賢《かしこ》い」アイデアで四個《こ》が残《のこ》ったわけですね。四個《こ》のうち一個《こ》抜《ぬ》いただけでもｉＰＳ細胞《アイピーエスさいぼう》ができないという意味《いみ》では、残《のこ》った四個《こ》がＥＳ細胞《イーエスさいぼう》にとってとくに大切《たいせつ》な遺伝子《いでんし》であることはたしかだと思《おも》います。しかし、四個同時《こどうじ》に皮膚細胞《ひふさいぼう》に入《い》れたとき、必《かなら》ずしもｉＰＳ細胞《アイピーエスさいぼう》ができるとはかぎらなかったんじゃないでしょうか。ある遺伝子《いでんし》と別《べつ》の遺伝子《いでんし》が単純《たんじゅん》に足《た》し算《ざん》されるのではなく、かけ算《ざん》されるように複雑《ふくざつ》な絡《から》まり方《かた》をしている可能性《かのうせい》もあったと思《おも》うのですが。

その可能性《かのうせい》もありました。運《うん》もあったと思《おも》います。最近《さいきん》、皮膚細胞《ひふさいぼう》（線維芽細胞《せんいがさいぼう》）からｉ《アイ》

PS細胞《ピーエスさいぼう》を経《へ》ずにダイレクト・リプログラミング*で直接神経細胞《ちょくせつしんけいさいぼう》にできないかという実験《じっけん》をしたグループがあります。彼《かれ》らはまず候補遺伝子《こうほいでんし》を二〇個《こ》くらい選《えら》び、皮膚細胞《ひふさいぼう》にそれを同時《どうじ》に入《い》れました。すると神経細胞《しんけいさいぼう》ができた、と。今度《こんど》は、ぼくらと同《おな》じ手法《しゅほう》で、そこから一個《こ》ずつ抜《ぬ》いていったのですが、ぼくらの実験《じっけん》ほど切《き》れ味《あじ》がよくない。つまり、どれを抜《ぬ》いても多少《たしょう》は神経細胞《しんけいさいぼう》ができていました。

しかし、高橋君《たかはしくん》がやった実験《じっけん》では、Oct 3/4《オクトスリーフォー》、Sox 2《ソックスツー》、Klf4《ケーエルエフフォー》、c-Myc《シーミック》のどれを抜《ぬ》いてもiPS細胞《アイピーエスさいぼう》はできませんでした（その後《あと》、がん原遺伝子《げんいでんし》のc-Myc《シーミック》なしでもiPS細《アイピーエスさい》胞《ぼう》を作製《さくせい》することに成功《せいこう》しましたが）。四つのうち一つでも抜《ぬ》いてしまうと、もうゼロ。それくらい白黒《しろくろ》はっきりしていたんです。それだけクリアな実験結果《じっけんけっか》が出《で》たというのは、非《ひ》常《じょう》に運《うん》がよかったと思《おも》います。

紙一重《かみひとえ》でできたiPS細胞《アイピーエスさいぼう》

――その四つでできたというのが世界《せかい》に衝撃《しょうげき》をあたえました。

予想《よそう》していたよりかんたんにできたので、ぼくらにとっても驚《おどろ》きでした。マウス・iPS《アイピーエス》細胞《さいぼう》の作製《さくせい》を二〇〇六年《ねん》に発表《はっぴょう》した直後《ちょくご》、ぼくがアメリカで講演《こうえん》したときに、MIT《エムアイティー》のルドルフ・イェーニッシュ教授《きょうじゅ》に質問《しつもん》されたんです。イェーニッシュ先生《せんせい》も遺伝子《いでんし》の導入《どうにゅう》による体細胞《たいさいぼう》の初期化《しょきか》を目指《めざ》しておられましたが、「Oct 3/4《オクトスリーフォー》とSox 2《ソックスツー》は、我々《われわれ》も考《かんが》えていた。どうしてKlf4《ケーエルエフフォー》とc-Myc《シーミック》を選《えら》んだんだ?」と。たしかにES細胞研究者《イーエスさいぼうけんきゅうしゃ》のあいだで、Oct 3/4《オクトスリーフォー》とSox 2《ソックスツー》がES細胞《イーエスさいぼう》にとって大切《たいせつ》な遺伝子《いでんし》だということはよく知《し》られていました。どちらもES細胞《イーエスさいぼう》で特異的《とくいてき》に発現《はつげん》しているからです。しかしKlf4《ケーエルエフフォー》もc-Myc《シーミック》も、発現《はつげん》パターンがES細胞《イーエスさいぼう》で特異的《とくいてき》ではありません。皮膚細胞《ひふさいぼう》でもほかの細胞《さいぼう》でも発現《はつげん》しているんです。すでに発現《はつげん》しているものをわざわざ外《そと》から入《い》れる必要《ひつよう》はないんじゃないかという考《かんが》えも成《な》り立《た》ちますから、なぜKlf4《ケーエルエフフォー》とc-Myc《シーミック》を選《えら》んだのかと疑問《ぎもん》を持《も》たれるのも当然《とうぜん》です。

*ダイレクト・リプログラミング
iPS細胞《アイピーエスさいぼう》を経《へ》ないで、直接《ちょくせつ》、目的《もくてき》の細胞《さいぼう》に分化《ぶんか》させる方法《ほうほう》。

しかしぼくらは理詰《りづ》めで考《かんが》えて、Klf4《ケーエルエフフォー》とc-Myc《シーミック》もES《イーエス》細胞《さいぼう》にとって大切《たいせつ》な遺伝子《いでんし》だということをたしかめていました。ES《イーエス》細胞《さいぼう》でc-Myc《シーミック》が大切《たいせつ》な役割《やくわり》を果《は》たしているということは、アメリカの研究者《けんきゅうしゃ》が論文《ろんぶん》で報告《ほうこく》していました。しかし、Klf4《ケーエルエフフォー》は誰《だれ》も着目《ちゃくもく》していなかった。いわばぼくたちにとっては伝家《でんか》の宝刀《ほうとう》のようなものです。それに、すでに発現《はつげん》している遺伝子《いでんし》であっても、外《そと》から入《い》れてたくさん発現《はつげん》させることに意味《いみ》があったのだろうと考《かんが》えています。

——**量《りょう》が大事《だいじ》だった、と。**

そうですね。少《すく》ない量《りょう》であれば、もともと皮膚《ひふ》細胞《さいぼう》などほとんどの細胞《さいぼう》でKlf4《ケーエルエフフォー》もc-Myc《シーミック》も発現《はつげん》していますから。でも、必要《ひつよう》なんです。

じつはその二つのうちKlf4《ケーエルエフフォー》がES《イーエス》細胞《さいぼう》にとって大切《たいせつ》な遺伝子《いでんし》であることを見《み》つけたのは、ぼくの研究室《けんきゅうしつ》の最初《さいしょ》の大学院生《だいがくいんせい》だった徳澤佳美《とくざわよしみ》さんでした。それで、二四個《こ》を同時《どうじ》に皮膚《ひふ》細胞《さいぼう》に送《おく》りこむ実験《じっけん》で、高橋君《たかはしくん》は最初《さいしょ》、Klf4《ケーエルエフフォー》なしの二三個《こ》でやろうとしました。徳澤《とくざわ》さんは途中《とちゅう》で別《べつ》の研究室《けんきゅうしつ》に移《うつ》っていたのですが、高橋君《たかはしくん》は同級生《どうきゅうせい》だった彼女《かのじょ》に対《たい》する遠慮《えんりょ》があったんです。ぼくはそれを見《み》て高橋君《たかはしくん》にいいました。

「なんで入《い》れてないねん」

「入《い》れていいんですか」

「もちろん」

そうして最後《さいご》に入《い》れたのがKlf4《ケーエルエフフォー》でした。そのときもしKlf4《ケーエルエフフォー》が入《はい》っていなかったら絶対《ぜったい》にiPS《アイピーエス》細胞《さいぼう》はできていないので、紙一重《かみひとえ》でした。ぼくも高橋君《たかはしくん》も徳澤《とくざわ》さんに足《あし》を向《む》けて寝《ね》られません。

初期化《しょきか》の有無《うむ》を調《しら》べる

——結局《けっきょく》、画期的《かっきてき》だったのは、何千個《なんぜんこ》もある候補因子《こうほいんし》のうちから、二四個《こ》にまで絞《しぼ》ったところでしょうか？

ええ。特《とく》にES《イーエス》細胞《さいぼう》の分野《ぶんや》では注目《ちゅうもく》されていなかったKlf4《ケーエルエフフォー》を徳澤《とくざわ》さんが見《み》つけたのが大《おお》きかった。それとその二四個《こ》を同時《どうじ》に細胞《さいぼう》に導入《どうにゅう》するという大胆《だいたん》な実験《じっけん》を高橋君《たかはしくん》がしたことですね。それも大《おお》きかったと思《おも》います。

もう一つ同《おな》じくらい大切《たいせつ》なポイントは、細胞《さいぼう》の初期化《しょきか》が起《お》こったかどうかたしかめる簡便《かんべん》な手段《しゅだん》をぼくらが手《て》にしていた点《てん》です。細胞《さいぼう》の初期化《しょきか》は一見《いっけん》してもすぐにはわからない現《げん》象《しょう》です。初期化《しょきか》が本当《ほんとう》に起《お》こっているのかを調《しら》べるのに一ヵ月以上《げついじょう》かかるのがふつうでした。

ぼくらは、ある抗生物質《こうせいぶっしつ》を投与《とうよ》したとき、細胞《さいぼう》の初期化《しょきか》が起《お》こっていなければその細胞《さいぼう》は死滅《しめつ》し、初期化《しょきか》が起《お》こっていれば生《い》き残《のこ》るようなマウスの細胞《さいぼう》を作《つく》っていました。このマウスがいなかったらiPS細胞《アイピーエスさいぼう》はできていません。マウスを作《つく》ったのは徳澤《とくざわ》さんと一阪《いちさか》さんです。

これらの経緯《けいい》からわかっていただけると思《おも》いますが、iPS細胞樹立《アイピーエスさいぼうじゅりつ》の立《た》て役者《やくしゃ》は、徳澤《とくざわ》さん、一阪《いちさか》さん、そして高橋君《たかはしくん》の三名《めい》です。ぼくではありません。

――初期化《しょきか》を調《しら》べるために工夫《くふう》して作《つく》ったのですか？

いえ、別《べつ》の目的《もくてき》のために作《つく》っていたのです。ES《イーエス》細胞《さいぼう》に特異的《とくいてき》に発現《はつげん》している遺伝子《いでんし》として最初《さいしょ》にFbx15《エフビーエックスフィフティーン》遺伝子《いでんし》を見《み》つけました。奈良先端大《ならせんたんだい》ではノックアウトマウス作製《さくせい》のシステムを作《つく》るという仕事《しごと》がありましたので、まずFbx15《エフビーエックスフィフティーン》遺伝子《いでんし》をノックアウトすることにしました。ES《イーエス》細胞《さいぼう》の培養《ばいよう》は徳澤《とくざわ》さん、マウスを作《つく》るところは技術員《ぎじゅついん》の一阪《いちさか》さんがおこなってくれました。

一年以上《ねんいじょう》苦労《くろう》して、奈良先端大《ならせんたんだい》に移《うつ》ってから初《はじ》めてノックアウトマウスができたときは、本当《ほんとう》にホッとしました。採用面接《さいようめんせつ》で「できる！」といい切《き》っていましたから、内心冷《ないしんひ》や冷《ひ》やでした。一阪《いちさか》さんにも足《あし》を向《む》けて寝《ね》ることはできません。足《あし》を向《む》けて寝《ね》られない人《ひと》がたくさんいるんです。いろんな人《ひと》に支《ささ》えられてできたiPS《アイピーエス》細胞《さいぼう》です。

ところが、Fbx15《エフビーエックスフィフティーン》遺伝子《いでんし》をノックアウトしてもなにも起《お》こりませんでした。そのときはがっかりしましたが、なんの影響《えいきょう》もおよぼさないからこそ、初期化《しょきか》が起《お》こったかどうかのふるい分《わ》けに利用《りよう》できたのです。万事塞翁《ばんじさいおう》が馬《うま》です。

Fbx15《エフビーエックスフィフティーン》遺伝子《いでんし》はES《イーエス》細胞《さいぼう》に特異的《とくいてき》に発現《はつげん》している遺伝子《いでんし》で、皮膚《ひふ》の細胞《さいぼう》など体《たい》細胞《さいぼう》では発現《はつげん》していません。そこでFbx15《エフビーエックスフィフティーン》遺伝子《いでんし》を単《たん》にノックアウトするのではなく、代《か》わりに、ネオマイシンという抗生物質《こうせいぶっしつ》に対《たい》する耐性遺伝子《たいせいいでんし》を組《く》みこみました。この耐性遺伝子《たいせいいでんし》が発現《はつげん》すると、ネオマイシンを投与《とうよ》されても、細胞《さいぼう》は死《し》にません。逆《ぎゃく》に、この耐性遺伝子《たいせいいでんし》が発現《はつげん》していないと、ネオマイシンの投与《とうよ》によって細胞《さいぼう》は死滅《しめつ》してしまいます。

つまり、こういうことです。

細胞《さいぼう》が初期化《しょきか》する（ES細胞《イーエスさいぼう》のような状態《じょうたい》になる）↓　Fbx15《エフビーエックスフィフティーン》遺伝子《いでんし》が発現《はつげん》する↓ノックアウト細胞《さいぼう》では代《か》わりに耐性遺伝子《たいせいいでんし》が発現《はつげん》する↓ネオマイシン投与《とうよ》↓細胞《さいぼう》が生《い》き残《のこ》る

細胞《さいぼう》が初期化《しょきか》しない↓　Fbx15《エフビーエックスフィフティーン》遺伝子《いでんし》が発現《はつげん》しない↓耐性遺伝子《たいせいいでんし》が発現《はつげん》しない↓ネオマイシン投与《とうよ》↓細胞《さいぼう》が死滅《しめつ》する

細胞《さいぼう》が「死《し》ぬ」「死《し》なない」というのは目《め》で見《み》てすぐにわかります。ネオマイシンを加《くわ》えたとき、細胞《さいぼう》がどんどん増《ふ》えつづけるなら初期化《しょきか》していると判断《はんだん》できるし、死滅《しめつ》してしまえば初期化《しょきか》しなかったと判断《はんだん》できるわけです＊。実際《じっさい》に、二四個《こ》から四個《こ》に絞《しぼ》る実験《じっけん》は一、二ヵ月《げつ》で終《お》わりました。

結果的《けっかてき》には最初《さいしょ》に選《えら》んだ二四個《こ》の中《なか》に答《こた》えがありました。しかしもしその中《なか》に四つの初期《しょき》化因子《かいんし》がなかったとしても、また別《べつ》の候補《こうほ》を選《えら》んで同《おな》じように絞《しぼ》りこめば、このふるい分《わ》け方法《ほうほう》を使《つか》って、そう遠《とお》くない時期《じき》に同《おな》じ四つにたどりついただろうと思《おも》っています。

「しおり」と「黒《くろ》いシール」

——四つの遺伝子《いでんし》は、いずれも転写因子《てんしゃいんし》をコードしている遺伝子《いでんし》でした。転写因子《てんしゃいんし》は体《たい》細胞《さいぼう》をiPS《アイピーエス》細胞《さいぼう》にする際《さい》、どんな働《はたら》きをしているのでしょうか？

転写因子《てんしゃいんし》は、細胞《さいぼう》の設計図《せっけいず》にとって、しおりのような役割《やくわり》を果《は》たしています（92ページ参《さん》照《しょう》）。設計図《せっけいず》のどこを読《よ》めばいいか教《おし》えてくれるわけです。

四《よっ》つの転写因子《てんしゃいんし》はES《イーエス》細胞《さいぼう》をES《イーエス》細胞《さいぼう》たらしめているしおりです。それらを大量《たいりょう》に皮膚《ひふ》の細胞《さいぼう》に入《い》れることによって、それまで皮膚《ひふ》の作《つく》り方《かた》のページが読《よ》まれていたのに、皮膚《ひふ》細《さい》胞《ぼう》の運命《うんめい》を変《か》えて、むりやりES《イーエス》細胞《さいぼう》になるのに必要《ひつよう》なページが読《よ》まれるようになる。その

▽マーカー遺伝子《いでんし》
目的《もくてき》の状態《じょうたい》が達成《たっせい》されたかどうかを区別《くべつ》する目印《めじるし》として利用《りよう》する遺伝子《いでんし》を「マーカー遺伝子《いでんし》」という。この場合《ばあい》、Fbx15《エフビーエックスフィフティーン》がマーカー遺伝子《いでんし》。

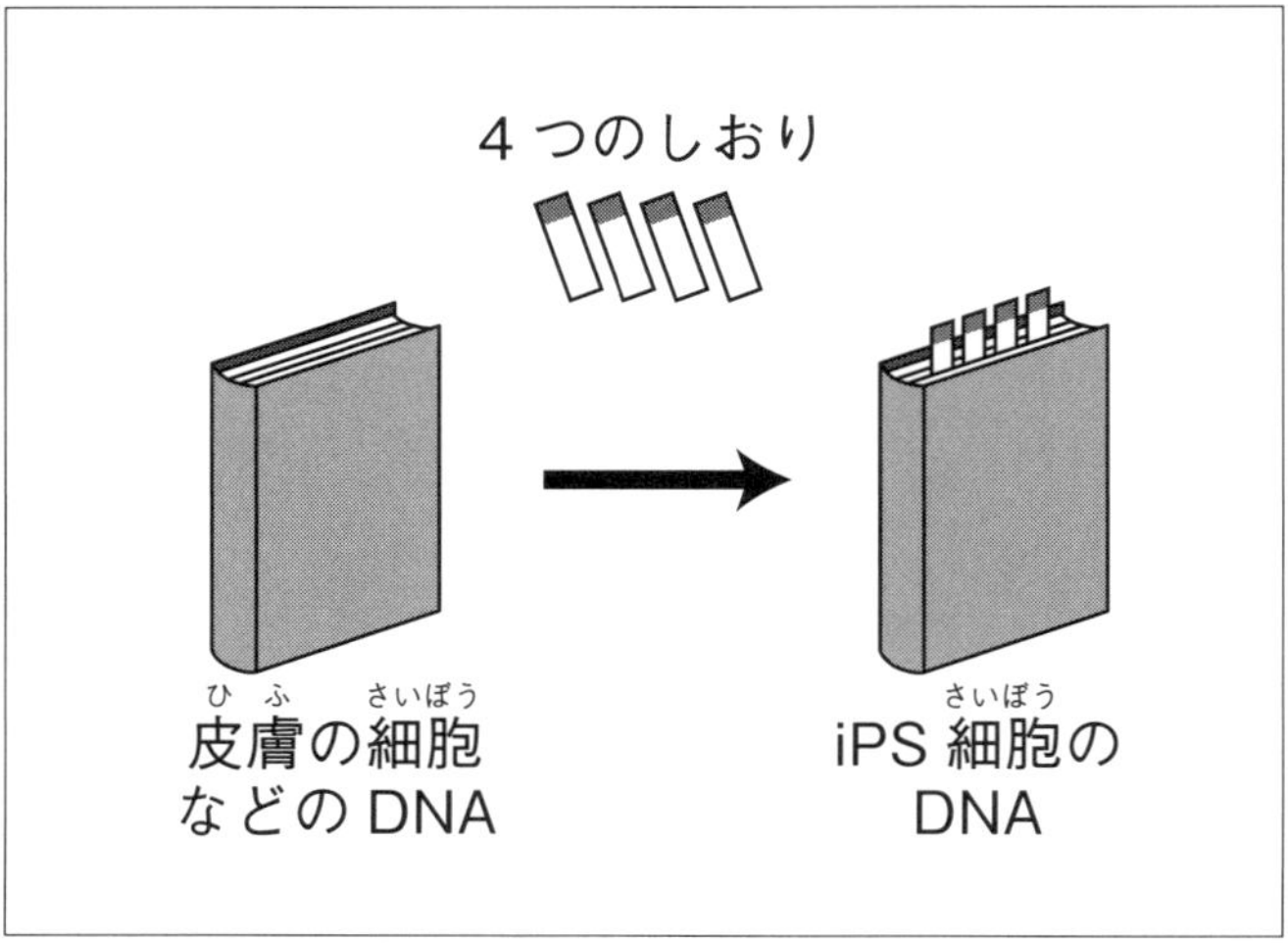

4つのしおりで皮膚《ひふ》細胞《さいぼう》の運命《うんめい》を変《か》えて、ＥＳ細胞《イーエスさいぼう》になるのに必要《ひつよう》なページが読《よ》まれるようになる

結果《けっか》、ＥＳ細胞《イーエスさいぼう》に似《に》た特徴《とくちょう》をもつｉＰＳ細胞《アイピーエスさいぼう》ができると考《かんが》えられます。

ただし細胞《さいぼう》の運命《うんめい》のカギを握《にぎ》っているのは転写因子《てんしゃいんし》だけではありません。しばらく前《まえ》から「エピジェネティクス」と呼《よ》ばれる遺伝《いでん》の仕組《しく》みが注目《ちゅうもく》されています。これは、ＤＮＡ《ディーエヌエー》の配列《はいれつ》はそのままで、遺伝子《いでんし》の機能《きのう》を調節《ちょうせつ》する仕組《しく》みのことです。

どういうことかというと、細胞《さいぼう》がそれぞれ持《も》っている設計図《せっけいず》はみんな一緒《いっしょ》です。しかし、設計図《せっけいず》のあるページが、黒《くろ》いシールで読《よ》めないようになっていると考《かんが》えてみてください（実際《じっさい》にはＤＮＡ《ディーエヌエー》

のメチル化、ヒストン修飾《しゅうしょく》といった現象《げんしょう》が関係《かんけい》しています）。黒《くろ》いシールがあるためにその部分《ぶぶん》を読《よ》みたくても読《よ》めない状態《じょうたい》になっているわけです。逆《ぎゃく》に、引《ひ》き伸《の》ばされて読《よ》みやすく（遺伝子《いでんし》が発現《はつげん》しやすく）なっているページもあります。ルーペが置《お》かれているようなものです。

エピジェネティクスも、細胞《さいぼう》の運命《うんめい》を決《き》める重要《じゅうよう》な要素《ようそ》です。たとえば三毛猫《みけねこ》の三毛模《みけも》様《よう》はエピジェネティクスで決《き》まっているといわれています。

もし転写因子《てんしゃいんし》というしおりによって、設計図《せっけいず》の何《なん》ページを読《よ》めばよいかわかったとしても、そこにエピジェネティクスによって黒《くろ》いシールが貼《は》られていれば読《よ》むことができないはずです。皮膚《ひふ》の細胞《さいぼう》や神経細胞《しんけいさいぼう》など、細胞《さいぼう》の種類《しゅるい》によって、設計図《せっけいず》の決《き》まった場所《ばしょ》に黒《くろ》いシールが貼《は》られていたり、ルーペが置《お》かれて拡大《かくだい》されていたりと、いろいろな修飾《しゅうしょく》が入《はい》っています。これをエピゲノム修飾《しゅうしょく》といいます。

つまり、皮膚細胞《ひふさいぼう》には皮膚細胞《ひふさいぼう》の、ES《イーエス》細胞《さいぼう》にはES《イーエス》細胞《さいぼう》のエピゲノム修飾《しゅうしょく》がある。だからぼくらはES《イーエス》細胞《さいぼう》にとって大切《たいせつ》な転写因子《てんしゃいんし》を加《くわ》えても、エピゲノム修飾《しゅうしょく》の状態《じょうたい》も変《か》えなければ、皮膚細胞《ひふさいぼう》をES《イーエス》細胞《さいぼう》に変《か》えることはできないのかとも思《おも》っていました。ところが実際《じっさい》には、転写因子《てんしゃいんし》四《よっ》つだけでよかったのです。

——エピジェネティクスはそれほど重要《じゅうよう》ではなかったということでしょうか？

そんなことはありません。やはり非常《ひじょう》に大切《たいせつ》です。ではなぜ転写因子《てんしゃいんし》だけでiPS《アイピーエス》細胞《さいぼう》ができるのか？　世界中《せかいじゅう》の研究者《けんきゅうしゃ》が必死《ひっし》になって研究《けんきゅう》していますが、まだよくわかっていません。このページを読《よ》めというしおりが細胞《さいぼう》に投入《とうにゅう》されてページが開《ひら》かれると、黒《くろ》いシールが何《なん》らかの手段《しゅだん》ではがれてしまうのかもしれません。もしくは貼《は》られている箇所《かしょ》が、透《す》けて読《よ》めるようになる可能性《かのうせい》もあります。明《あか》るい部屋《へや》から暗《くら》い部屋《へや》に移動《いどう》すると、一瞬《いっしゅん》真《ま》っ暗《くら》でなにも見《み》えません。しかしだんだん目《め》が慣《な》れてきて見《み》えるようになってきます。それと同《おな》じように、じっと見《み》ているうちに、黒《くろ》いシールがはがれて、ES《イーエス》細胞《さいぼう》になるためのページが読《よ》めてくる。そういったことが、体細胞《たいさいぼう》がiPS《アイピーエス》細胞《さいぼう》に変《か》わる過程《かてい》で起《お》こっていると考《かんが》えられています。

ぼくらの研究所《けんきゅうじょ》CiRA《サイラ》では、iPS細胞《アイピーエスさいぼう》の技術《ぎじゅつ》とエピジェネティクスを、がんの治《ち》療法《りょうほう》につなげようとしている研究者《けんきゅうしゃ》もいます（山田泰広教授《やまだやすひろきょうじゅ》）。

がんは、これまで遺伝子《いでんし》にキズがつくことによって引《ひ》き起《お》こされると考《かんが》えられてきました。しかし、最近《さいきん》、遺伝子《いでんし》のキズをともなわない、つまり、遺伝子《いでんし》は正常《せいじょう》なのに、エピジェネティクスの異常《いじょう》によって引《ひ》き起《お》こされるがんもあることがわかってきました。DNA《ディーエヌエー》の中《なか》にはがん抑制遺伝子《よくせいいでんし》といって、細胞《さいぼう》が増《ふ》えすぎないように制御《せいぎょ》している遺伝子《いでんし》がありますす。どの細胞《さいぼう》の設計図《せっけいず》にも、「増《ふ》えすぎたらダメだ」というページがあるわけです。ところが、そのページに書《か》かれていること自体変《じたいか》わらなくても、エピゲノム修飾《しゅうしょく》によって、黒《くろ》いシールが貼《は》られて、そこが読《よ》めなくなる場合《ばあい》がある。そのために細胞《さいぼう》がどんどん増《ふ》える。つまり、がんになってしまうのです。

しかし、先《さき》ほど述《の》べたように、iPS細胞《アイピーエスさいぼう》の技術《ぎじゅつ》によって、その黒《くろ》いシールをはがせるかもしれません。iPS細胞技術《アイピーエスさいぼうぎじゅつ》によって遺伝子《いでんし》のキズは治《なお》せませんが、本来隠《ほんらいかく》されてほしくない場所《ばしょ》を隠《かく》している黒《くろ》いシールをはがせないか。そういうアプローチのがん研究《けんきゅう》です。いますぐ実現《じつげん》するというわけではありませんが、将来《しょうらい》の医療《いりょう》としてとても期待《きたい》しています。

iPS細胞《アイピーエスさいぼう》とES細胞《イーエスさいぼう》はソックリすぎる

——いま、いちばん知《し》りたいことはなんですか？

iPS細胞《アイピーエスさいぼう》とES細胞《イーエスさいぼう》は、驚《おどろ》くほどよく似《に》ています。両者《りょうしゃ》を端《はし》から端《はし》まで調《しら》べあげ、ほんの少《すこ》しちがいを見《み》つけたという論文《ろんぶん》が科学誌《かがくし》『ネイチャー』に掲載《けいさい》されましたが、それくらいお互《たが》いに似《に》ています。ぼくたちは、そのちがうと報告《ほうこく》された場所《ばしょ》を、多《おお》くのiPS細胞《アイピーエスさいぼう》とES細胞《イーエスさいぼう》で調《しら》べてみましたが、明確《めいかく》に二つの細胞《さいぼう》を区別《くべつ》できるものは見《み》つけることができませんでした。

いま、ぼくの目《め》の前《まえ》に、iPS細胞《アイピーエスさいぼう》とES細胞《イーエスさいぼう》が入《はい》った培養皿《ばいようざら》を持《も》ってきてもらったとします。もし培養皿《ばいようざら》に「iPS細胞《アイピーエスさいぼう》」「ES細胞《イーエスさいぼう》」というラベルが貼《は》ってなかったら両者《りょうしゃ》を区《く》別《べつ》することはできません。見《み》た目《め》で区別《くべつ》できないだけではなく、どんな手段《しゅだん》を使《つか》ってもいいから区別《くべつ》しろといわれても、区別《くべつ》できません。品質《ひんしつ》のいいiPS細胞《さいぼう》を「これはES細胞《イーエスさいぼう》」といって専門家《せんもんか》をだますこともできます。

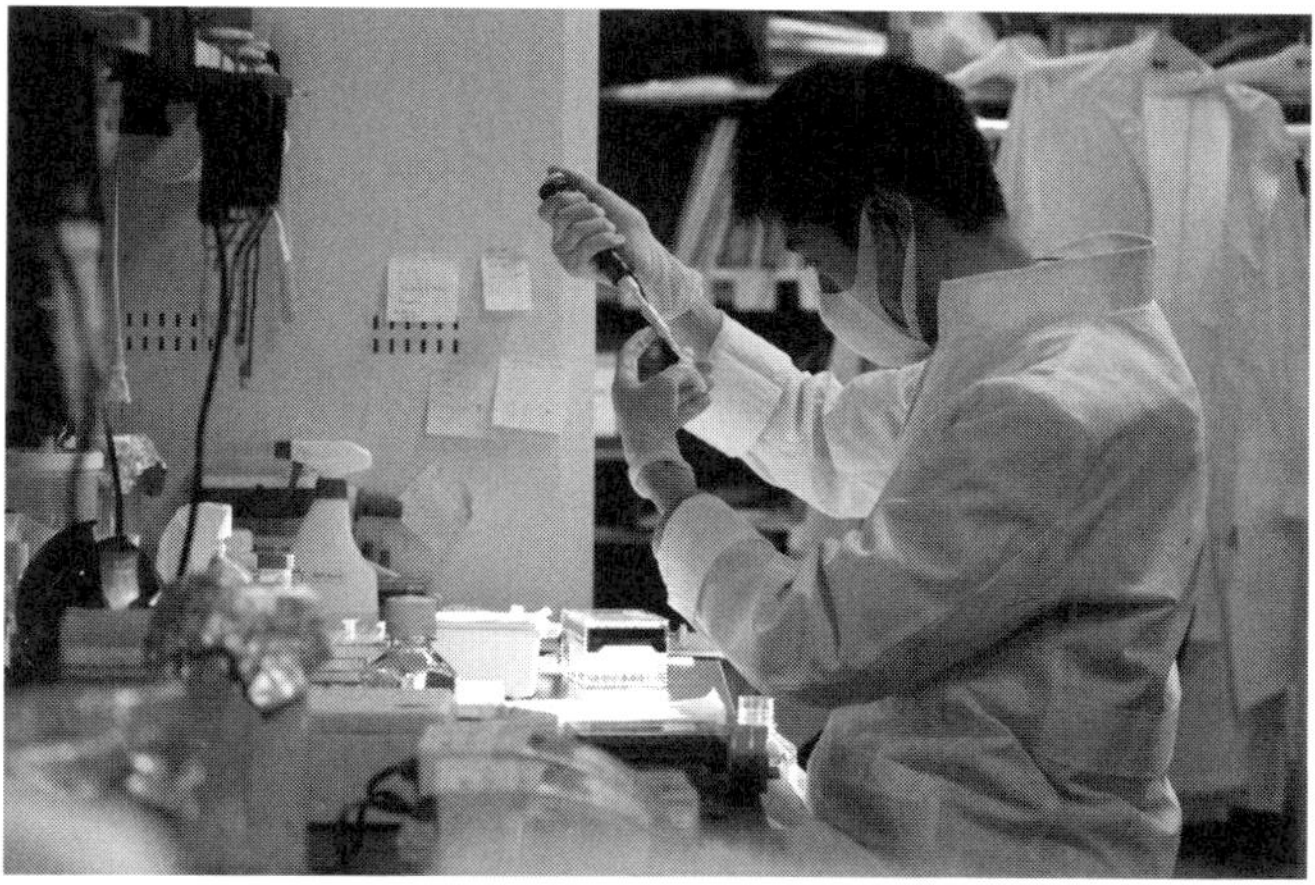

京都《きょうと》大学《だいがく》ｉＰＳ《アイピーエス》細胞研究所《さいぼうけんきゅうじょ》・オープンラボでの実験《じっけん》

ＥＳ《イーエス》細胞《さいぼう》にとってとくに大切《たいせつ》な遺伝子《いでんし》を四つ体細胞《たいさいぼう》に入《い》れているのですから、ｉＰＳ《アイピーエス》細胞《さいぼう》がＥＳ《イーエス》細胞《さいぼう》に似《に》るのは不思議《ふしぎ》ではありませんが、なぜ区別《くべつ》がつかないくらいに似《に》てしまうのか。

おそらくＥＳ《イーエス》細胞《さいぼう》やｉＰＳ《アイピーエス》細胞《さいぼう》は、ある意味《いみ》で、とても安定《あんてい》な状態《じょうたい》にあるのでしょう。お椀《わん》にパチンコ玉《だま》を縁《ふち》からそっと入《い》れると、玉《たま》は底《そこ》へ向《む》かって転《ころ》げ落《お》ち、振《ふ》り子《こ》のように底《そこ》と縁《ふち》を行《い》ったり来《き》たりし、しばらくすると、底《そこ》の近《ちか》くをウロウロするようになり、じゅうぶん時間《じかん》が経《た》つと、底《そこ》で止《と》まってしまいます。底《そこ》にくぼみのあるお椀《わん》みたいに、いったん底《そこ》に玉《たま》がはまると、少々《しょうしょう》お椀《わん》を揺《ゆ》らしても玉《たま》が動《うご》かないように、ＥＳ《イーエス》細胞《さいぼう》の状態《じょうたい》は安定《あんてい》で、だからこそ、体細胞《たいさいぼう》にたった四つの遺伝子《いでんし》を入《い》れるだけで、どんどんES細胞《イーエスさいぼう》に近《ちか》づいていくのだと思《おも》います。

いまぼくがいちばん知《し》りたいのは、何《なに》がES細胞《イーエスさいぼう》をそこまで安定《あんてい》な状態《じょうたい》にさせているのかということです。この疑問《ぎもん》は、iPS細胞《アイピーエスさいぼう》がなぜできるのかという疑問《ぎもん》にもつながっていると思《おも》います。これに答《こた》えるには、iPS細胞《アイピーエスさいぼう》を研究《けんきゅう》するだけでは不十分《ふじゅうぶん》で、ES細胞《イーエスさいぼう》について、もう一度《いちど》初心《しょしん》に戻《もど》って徹底的《てっていてき》に調《しら》べるしかないと考《かんが》えています。

――iPS細胞《アイピーエスさいぼう》とES細胞《イーエスさいぼう》が似《に》ているというのは、具体的《ぐたいてき》にはどの点《てん》ですか？

両者《りょうしゃ》とも、三〇億塩基対《おくえんきつい》のDNA《ディーエヌエー》を持《も》っています。そのうちES細胞《イーエスさいぼう》の状態《じょうたい》を維持《いじ》するために必要《ひつよう》な領域《りょういき》もあれば、別《べつ》に必要《ひつよう》でもない領域《りょういき》もきっとあると思《おも》うんです。ES細《イーエスさい》胞《ぼう》の状態《じょうたい》を維持《いじ》するためのDNA《ディーエヌエー》の領域《りょういき》と、iPS細胞《アイピーエスさいぼう》の該当《がいとう》する領域《りょういき》が似《に》ているのは当然《とうぜん》です。しかし、ES細胞《イーエスさいぼう》の状態《じょうたい》の維持《いじ》とは直接関係《ちょくせつかんけい》ないと思《おも》われる領域《りょういき》まで、iP《アイピー》S細胞《エスさいぼう》の該当《がいとう》する領域《りょういき》は似《に》ている。似《に》る必要性《ひつようせい》は何《なに》もない領域《りょういき》まで似《に》ているというのが本《ほん》当《とう》に不思議《ふしぎ》です。

――似《に》てほしくない性格《せいかく》まで似《に》てしまう双子《ふたご》のようなイメージですか？

そうなんです。でも、双子《ふたご》は双子《ふたご》なんだから似《に》ているのは当然《とうぜん》です。ｉＰＳ細胞《アイピーエスさいぼう》は体細胞《たいさいぼう》に四つ遺伝子《いでんし》を入《い》れて作製《さくせい》した細胞《さいぼう》で、ＥＳ細胞《イーエスさいぼう》は受精卵《じゅせいらん》から作《つく》った細胞《さいぼう》です。まったく由《ゆ》来《らい》がちがう。一卵性双生児《いちらんせいそうせいじ》でも、親《おや》には見分《みわ》けがつきますよね。でも、ＥＳ細胞《イーエスさいぼう》とｉＰＳ細《アイピーエスさい》胞《ぼう》をぼくらは区別《くべつ》できません。血《ち》もつながっていない他人《たにん》のようなものなのに、どうしてそこまで似《に》ているのか。

いま、皮膚《ひふ》などの細胞《さいぼう》から直接《ちょくせつ》、神経細胞《しんけいさいぼう》、心筋細胞《しんきんさいぼう》、肝細胞《かんさいぼう》などを作《つく》るダイレクト・リプログラミングの研究《けんきゅう》が進《すす》んでいます。しかし、ダイレクト・リプログラミングで作製《さくせい》した細胞《さいぼう》と、もともと体《からだ》にある細胞《さいぼう》をくらべると、かんたんに見分《みわ》けがつきます。

ｉＰＳ細胞《アイピーエスさいぼう》とＥＳ細胞《イーエスさいぼう》はどちらも人工的《じんこうてき》に作製《さくせい》されていますが、作《つく》り方《かた》は全然《ぜんぜん》ちがいます。由来《ゆらい》も一方《いっぽう》は体細胞《たいさいぼう》、もう一方《いっぽう》は受精卵《じゅせいらん》でちがう。それにもかかわらずどちらも同《おな》じ状態《じょうたい》に行《い》き着《つ》くほど安定《あんてい》しています。だからこそ長期培養《ちょうきばいよう》、大量培養《たいりょうばいよう》が可能《かのう》なのでしょう。ある意味《いみ》、品質《ひんしつ》としては工業製品《こうぎょうせいひん》に近《ちか》い細胞《さいぼう》といえます。これほど安定《あんてい》に培養《ばいよう》できる細胞《さいぼう》はほかには考《かんが》えられません。再生医療《さいせいいりょう》の将来《しょうらい》にとっては良《よ》い点《てん》です。

――iPS細胞《アイピーエスさいぼう》もES細胞《イーエスさいぼう》も人工的《じんこうてき》に作《つく》られているとはいえ、どちらも安定《あんてい》に存在《そんざい》できるということは、進化《しんか》の過程《かてい》で獲得《かくとく》した共通《きょうつう》の仕組《しく》みがあるということでしょうか？

ES細胞《イーエスさいぼう》やiPS細胞《アイピーエスさいぼう》が作製《さくせい》できるのは、ほ乳類《にゅうるい》の一部《いちぶ》だけなんです。ES細胞《イーエスさいぼう》にとってもiPS細胞《アイピーエスさいぼう》にとっても大切《たいせつ》な遺伝子《いでんし》にOct 3/4《オクトスリーフォー》があります。ほ乳類《にゅうるい》でこの遺伝子《いでんし》を持《も》っているのは、ヒト、サル、マウスなど胎盤《たいばん》を持《も》つ有胎盤類《ゆうたいばんるい》の仲間《なかま》だけで、カンガルーやコアラなどの有袋類《ゆうたいるい》にはありません。つまり、Oct 3/4《オクトスリーフォー》は進化《しんか》の歴史上《れきしじょう》、ごく最近生《さいきんう》まれた遺伝子《いでんし》なのです。この遺伝子《いでんし》がなければES細胞《イーエスさいぼう》もiPS細《アイピーエスさい》胞《ぼう》もできません。

ぼくは奈良先端大《ならせんたんだい》にいたころ、マウスやヒトの体細胞《たいさいぼう》から、ES細胞《イーエスさいぼう》のような細胞《さいぼう》を作《つく》ることを目指《めざ》して研究《けんきゅう》をしていましたが、別《べつ》の種《しゅ》でもそういう細胞《さいぼう》が作《つく》れるかもしれないと思《おも》ったことがあります。その種《しゅ》とは、植物《しょくぶつ》です。

奈良先端大《ならせんたんだい》は、植物研究《しょくぶつけんきゅう》の非常《ひじょう》に盛《さか》んなところです。本来《ほんらい》なら、医学部出身《いがくぶしゅっしん》のぼくのような人間《にんげん》が植物研究《しょくぶつけんきゅう》に触《ふ》れる機会《きかい》はあまりありません。ところが奈良先端大《ならせんたんだい》は、生物系《せいぶつけい》の研究者《けんきゅうしゃ》のうち三分《ぶん》の一は植物研究者《しょくぶつけんきゅうしゃ》なので、よく交流《こうりゅう》させてもらっていました。彼《かれ》らから教《おし》えられたのは、植物《しょくぶつ》が万能細胞《ばんのうさいぼう》だらけだということです。種子《しゅし》を使《つか》わなくても、挿《さ》し木《き》をしたら、また親木《おやぎ》と同《おな》じ木《き》を繁殖《はんしょく》させることができます。桜《さくら》のソメイヨシノなんて、日本中《にほんじゅう》にあるほとんどがクローンらしいです。

ぼくは、植物《しょくぶつ》にそんなにすごい力《ちから》を持《も》った万能細胞《ばんのうさいぼう》があるのなら、動物《どうぶつ》でも万能細胞《ばんのうさいぼう》が作《つく》れるはずだと思《おも》いました。そういう意味《いみ》で、奈良先端大《ならせんたんだい》の植物研究《しょくぶつけんきゅう》には大《おお》いに勇気《ゆうき》づけられました。それに奈良先端大《ならせんたんだい》はゲノム研究《けんきゅう》も盛《さか》んで、ＥＳ細胞《イーエスさいぼう》に特異的《とくいてき》に働《はたら》いている遺《い》伝子《でんし》を絞《しぼ》りこむのにＥＳＴ《イーエスティー》というデータベースを使《つか》えると思《おも》いついたのも、そのおかげです。

それでは、植物《しょくぶつ》の万能細胞《ばんのうさいぼう》と、ヒトやマウスのＥＳ細胞《イーエスさいぼう》に何《なに》か共通性《きょうつうせい》があるのか。共《きょう》通性《つうせい》があれば話《はなし》はかんたんですが、まったくないんです。ES《イーエス》細胞《さいぼう》のOct 3/4《オクトスリーフォー》に相当《そうとう》する遺伝子《いでんし》が、植物《しょくぶつ》にはありません。万能性《ばんのうせい》という点《てん》で、両者《りょうしゃ》は同《おな》じですが、細胞《さいぼう》としては似《に》ても似《に》つかない。ぼくははじめ、万能性《ばんのうせい》は生命《せいめい》にとって必須《ひっす》の性質《せいしつ》で、種《しゅ》を超《こ》えて保存《ほぞん》されているのではないかと考《かんが》えていました。ところが、万能性《ばんのうせい》はまったく保存《ほぞん》されていない。むしろES《イーエス》細胞《さいぼう》の万能性《ばんのうせい》は、進化《しんか》の長大《ちょうだい》な物語《ものがたり》の最終章《さいしゅうしょう》で語《かた》られる現象《げんしょう》です。それにもかかわらず非常《ひじょう》に安定《あんてい》というのが謎《なぞ》なんです。どないなってんねんと思《おも》うくらい、いくら考《かんが》えても不思議《ふしぎ》ですね。

——イモリの足《あし》は切《き》ってもまた生《は》えてきますが、その再生能力《さいせいのうりょく》と、ES《イーエス》細胞《さいぼう》やiPS《アイピーエス》細《さい》胞《ぼう》の再生能力《さいせいのうりょく》とは仕組《しく》みがちがう？

ちがうと思《おも》いますね。イモリは人間《にんげん》と同《おな》じように脊椎動物《せきついどうぶつ》ですが、骨《ほね》ごと足《あし》を切《き》っても、ちゃんと再生《さいせい》されます。そういう再生能力《さいせいのうりょく》をぼくらは失《うしな》っているわけですが、やはりイモリはOct 3/4《オクトスリーフォー》という遺伝子《いでんし》を持《も》っていませんし、いまのところイモリからES《イーエス》細胞《さいぼう》が作《つく》られたという話《はなし》は聞《き》きません。

プラナリアという生物《せいぶつ》は、体中《からだじゅう》どこを切《き》っても再生《さいせい》します。一六等分《とうぶん》したら一六匹《ぴき》のプラナリア、三六等分《とうぶん》したら三六匹《ぴき》のプラナリアができるくらいです。そういう意味《いみ》で、プラナリアの細胞《さいぼう》も万能性《ばんのうせい》を持《も》っていますが、遺伝子《いでんし》を見《み》ると、ES細胞《イーエスさいぼう》の万能性《ばんのうせい》とはちがうことがわかります。

受精卵《じゅせいらん》で働《はたら》くGlis1《グリスワン》遺伝子《いでんし》

――現在《げんざい》、二〇〇六年《ねん》に報告《ほうこく》された四つ以外《いがい》にもiPS細胞《アイピーエスさいぼう》を作《つく》りだす遺伝子《いでんし》が見《み》つかっています。

二〇〇七年《ねん》にぼくらと同着《どうちゃく》で、ヒトiPS細胞作製《アイピーエスさいぼうさくせい》を報告《ほうこく》したウィスコンシン大学《だいがく》のジェイムズ・トムソン先生《せんせい》らが使《つか》った四つの遺伝子《いでんし》のうち、Sox2《ソックスツー》とOct3/4《オクトスリーフォー》はぼくらと同《おな》じですが、Nanog《ナノグ》とLin28《リントゥエンティエイト》についてはぼくらが使《つか》っていない遺伝子《いでんし》でした。どちらの四遺伝子《いでんし》も唯一《ゆいいつ》の組《く》み合《あ》わせではないということが、この時点《じてん》で判明《はんめい》したわけです。

その後《ご》、ぼくらが見《み》つけたGlis 1《グリスワン》遺伝子《いでんし》を含《ふく》めて、体細胞《たいさいぼう》を初期化《しょきか》させる遺伝子《いでんし》は見《み》つかっています。しかし、まだまだ作製《さくせい》するまでのスピードも遅《おそ》いし、効率《こうりつ》も低《ひく》い。そこでiP《アイピー》S《エス》細胞作製《さいぼうさくせい》のスピードや効率《こうりつ》を劇的《げきてき》に変《か》えるような新《あたら》しい因子《いんし》があるんじゃないかと考《かんが》えて、研究《けんきゅう》をつづけています。

Glis 1《グリスワン》は転写因子《てんしゃいんし》をコードする遺伝子《いでんし》で、卵子《らんし》で高《たか》い頻度《ひんど》で発現《はつげん》しています。これを従来《じゅうらい》の四遺伝子《いでんし》Oct 3/4《オクトスリーフォー》、Sox 2《ソックスツー》、Klf4《ケーエルエフフォー》、c-Myc《シーミック》のうちc-Myc《シーミック》の代《か》わりに使《つか》ったところ、初期化《しょきか》が不完全《ふかんぜん》な細胞《さいぼう》の増殖《ぞうしょく》を抑《おさ》え、完全《かんぜん》に初期化《しょきか》した細胞《さいぼう》のみ増殖《ぞうしょく》させることがわかりました。c-Myc《シーミック》はがん遺伝子《いでんし》としても知《し》られており、できれば使《つか》いたくありませんが、一方《いっぽう》で、c-Myc《シーミック》なしだとiPS《アイピーエス》細胞作製《さいぼうさくせい》の効率《こうりつ》が低《ひく》くなるデメリットもありました。そこでがん化《か》の恐《おそ》れが低《ひく》くて、効率《こうりつ》もいい新《あたら》しい因子《いんし》が望《のぞ》まれていたのです。ただしGlis 1《グリスワン》ですべての問題《もんだい》が解決《かいけつ》するわけではありません。まだほかにもっといい因子《いんし》があるだろうと考《かんが》えています。

——**Glis 1《グリスワン》はどういう経緯《けいい》で発見《はっけん》されたんですか？**

産業技術総合研究所《さんぎょうぎじゅつそうごうけんきゅうしょ》の五島直樹先生《ごしまなおきせんせい》たちが構築《こうちく》した、ヒトｃＤＮＡ《シーディーエヌエー》ライブラリー（ヒトのタンパク質《しつ》を発現《はつげん》している遺伝子《いでんし》を集《あつ》めたもの）から、転写因子《てんしゃいんし》をコードしていると考《かんが》えられる遺伝子《いでんし》を一五〇〇個《こ》ほどいただいて、ポスドク（当時《とうじ》）の前川桃子《まえかわももこ》さんが一つ一つ調《しら》べていったんです。そうすると、Glis１《グリスワン》遺伝子《いでんし》は、体細胞《たいさいぼう》ではほとんど発現《はつげん》しておらず、卵子《らんし》（未受精卵《みじゅせいらん》）や、受精直後《じゅせいちょくご》でまだ卵割《らんかつ》していない一細胞期《いちさいぼうき》と呼《よ》ばれている受精卵《じゅせいらん》で高《たか》い頻度《ひんど》で発現《はつげん》していることがわかりました。

――未受精卵《みじゅせいらん》と一細胞期《いちさいぼうき》の受精卵《じゅせいらん》に特異的《とくいてき》に発現《はつげん》している遺伝子《いでんし》ということですね？

そうですね。ＥＳ細胞《イーエスさいぼう》では発現《はつげん》していません。

――最初《さいしょ》の四遺伝子《いでんし》にたどり着《つ》くときには理化学研究所《りかがくけんきゅうしょ》のデータベース（ＥＳＴ《イーエスティー》）を、今度《こんど》のGlis１《グリスワン》では、産業技術総合研究所《さんぎょうぎじゅつそうごうけんきゅうしょ》のライブラリーを使《つか》われたわけですね？

ええ。両方《りょうほう》とも日本《にほん》で生《う》まれた研究《けんきゅう》データ、研究材料《けんきゅうざいりょう》を使《つか》わせていただきました。日《に》本《ほん》のインフラ整備《せいび》にはとても助《たす》けられています。

iPS細胞《アイピーエスさいぼう》の安全性《あんぜんせい》
——iPS細胞《アイピーエスさいぼう》の安全性《あんぜんせい》を高《たか》めるためにどんな工夫《くふう》をされていますか?

遺伝子《いでんし》を細胞《さいぼう》に送《おく》りこむ手段《しゅだん》として最初《さいしょ》にぼくらが用《もち》いたのはレトロウイルスによる遺伝《いでん》子《し》の組《く》みこみです。この方法《ほうほう》では、外部《がいぶ》から入《い》れた遺伝子《いでんし》が体細胞《たいさいぼう》がiPS細胞《アイピーエスさいぼう》になった後《あと》も残《のこ》ってしまい、iPS細胞《アイピーエスさいぼう》に異常《いじょう》を引《ひ》き起《お》こす原因《げんいん》になっていました。

しかし現在《げんざい》は、遺伝子《いでんし》を送《おく》りこむときにレトロウイルスを使《つか》っていません。その代《か》わりに使《つか》っているのはプラスミドです。大腸菌《だいちょうきん》には核《かく》とは別《べつ》に環状《かんじょう》のDNA《ディーエヌエー》があり、これをプラスミドと呼《よ》んでいます。プラスミドに目的《もくてき》の遺伝子《いでんし》を組《く》みこんだうえで、別《べつ》の細胞《さいぼう》に送《おく》りこむと、その細胞《さいぼう》に目的《もくてき》の遺伝子《いでんし》を組《く》みこむことができます。ただしレトロウイルスとちがってプラスミドそのものは細胞《さいぼう》に取《と》りこまれません。まれに取《と》りこまれることがありますが、取《と》りこまれていないiPS細胞《アイピーエスさいぼう》だけを選《えら》ぶ手法《しゅほう》もあります。いずれにせよ、外部《がいぶ》から入《い》れた遺伝子《いでんし》が後《あと》に残《のこ》らないのです。

iPS細胞《アイピーエスさいぼう》を作製《さくせい》するときいちばん大切《たいせつ》なことは、いかに完全《かんぜん》に初期化《しょきか》するかということです。当初《とうしょ》、iPS細胞《アイピーエスさいぼう》を作《つく》るときにレトロウイルスしか遺伝子《いでんし》を送《おく》りこむ方法《ほうほう》がなかったため、送《おく》りこむ遺伝子《いでんし》の数《かず》は少《すく》なければ少《すく》ないほどよいと考《かんが》えられていました。しかし、最近《さいきん》では、iPS細胞《アイピーエスさいぼう》を完全《かんぜん》に初期化《しょきか》するためには、遺伝子《いでんし》の数《かず》は少々《しょうしょう》多《おお》くてもかまわないというふうに考《かんが》え方《かた》が変《か》わってきています。

――iPS細胞《アイピーエスさいぼう》は作製方法《さくせいほうほう》がかんたんなだけに悪用《あくよう》もされやすいのではありませんか？

ぼくたちはもともとES細胞《イーエスさいぼう》の倫理的問題《りんりてきもんだい》を解決《かいけつ》するためにiPS細胞《アイピーエスさいぼう》を作《つく》りました。しかし、iPS細胞《アイピーエスさいぼう》には、ES細胞《イーエスさいぼう》にない別《べつ》の問題《もんだい》があります。

ヒトES細胞《イーエスさいぼう》は、きわめてかぎられた研究機関《けんきゅうきかん》や研究者《けんきゅうしゃ》にしか作《つく》れませんが、iPS細胞《アイピーエスさいぼう》は、それこそ大学《だいがく》の生物研究室《せいぶつけんきゅうしつ》ならどこでもできてしまいます。採血《さいけつ》したらその血《ち》から作《つく》れますし、髪《かみ》の毛《け》一本《ぽん》からも作《つく》れる。ES《イーエスさいぼう》細胞と同《おな》じ能力《のうりょく》を持《も》った細胞《さいぼう》がそれだけかんたんに作《つく》れるのです。優秀《ゆうしゅう》なスポーツ選手《せんしゅ》や知能《ちのう》の高《たか》い方《かた》などの細胞《さいぼう》を密《ひそ》かに採取《さいしゅ》してiPS細胞《アイピーエスさいぼう》を作《つく》り、さらに精子《せいし》に分化《ぶんか》させて……ということも可能性《かのうせい》としてはあり得《え》ます。しかし、それは考《かんが》えすぎのような気《き》もします。

マウスではすでにiPS細胞《アイピーエスさいぼう》から精子《せいし》や卵子《らんし》の生殖細胞《せいしょくさいぼう》が作《つく》りだされ、そこから実際《じっさい》に子《こ》マウスも生《う》まれています。ヒトiPS細胞《アイピーエスさいぼう》から完全《かんぜん》な精子《せいし》や卵子《らんし》を作《つく》りだすことは禁止《きんし》されていますが、理論的《りろんてき》には可能《かのう》です。ですから、iPS細胞技術《アイピーエスさいぼうぎじゅつ》が、新《あら》たな倫理的《りんりてき》な問題《もんだい》を引《ひ》き起《お》こすことはまちがいありません。

ヒトES細胞《イーエスさいぼう》は日本人《にほんじん》にとって、ある意味《いみ》で、ピストルに近《ちか》い存在《そんざい》かもしれません。日本《にほん》ではピストルは非常《ひじょう》に厳《きび》しい規制《きせい》をかけられているので、かぎられた人《ひと》にしか使《つか》えません。その点《てん》、ES細胞《イーエスさいぼう》の扱《あつか》いと似《に》ています。ところがiPS細胞《アイピーエスさいぼう》は、いわば包丁《ほうちょう》のように、どこでも売《う》っていて、誰《だれ》でも買《か》える。ピストルも包丁《ほうちょう》も他人《たにん》を傷《きず》つけようと思《おも》えば傷《きず》つけられる力《ちから》を持《も》っていますが、包丁《ほうちょう》のほうがはるかに入手《にゅうしゅ》しやすいのです。

それでは包丁《ほうちょう》を購入《こうにゅう》する人全員《ひとぜんいん》に対《たい》して、他人《たにん》を傷《きず》つけないかどうかどうやってたしかめるのか。これは、あらゆる科学技術《かがくぎじゅつ》についてまわるやっかいな問題《もんだい》です。

しかし、いちばん考《かんが》えるべきことは、ｉＰＳ細胞《アイピーエスさいぼう》あるいはＥＳ細胞《イーエスさいぼう》の技術《ぎじゅつ》によって治《なお》る可能性《かのうせい》のある患者《かんじゃ》さんたちのことです。もちろん、悪《わる》い使《つか》い方《かた》もあり得《え》ますが、それを恐《おそ》れて研究《けんきゅう》をストップしたら、将来《しょうらい》、助《たす》かるかもしれない人《ひと》も助《たす》からないことになってしまいます。倫理的《りんりてき》な問題《もんだい》を解決《かいけつ》することはなかなかできませんが、ぼくらが議論《ぎろん》している間《あいだ》も、難病《なんびょう》に苦《くる》しんでいる方《かた》、治療法《ちりょうほう》がなくて亡《な》くなっていく方《かた》がたくさんいらっしゃるという事実《じじつ》を忘《わす》れてはならないと思《おも》うんです。

研究者《けんきゅうしゃ》にとって大切《たいせつ》なことは、ｉＰＳ細胞《アイピーエスさいぼう》の力《ちから》を理解《りかい》して、一人一人《ひとりひとり》のモラルを高《たか》めること、ｉＰＳ細胞《アイピーエスさいぼう》をあつかう研究機関《けんきゅうきかん》や研究者《けんきゅうしゃ》はガラス張《ば》りで研究《けんきゅう》することだと思《おも》います。

オープンラボへのこだわり

——所長《しょちょう》をされているＣｉＲＡ《サイラ》（京都大学《きょうとだいがく》ｉＰＳ細胞研究所《アイピーエスさいぼうけんきゅうじょ》）は、留学《りゅうがく》されたグラッドストーン研究所《けんきゅうじょ》がモデルなんでしょうか？

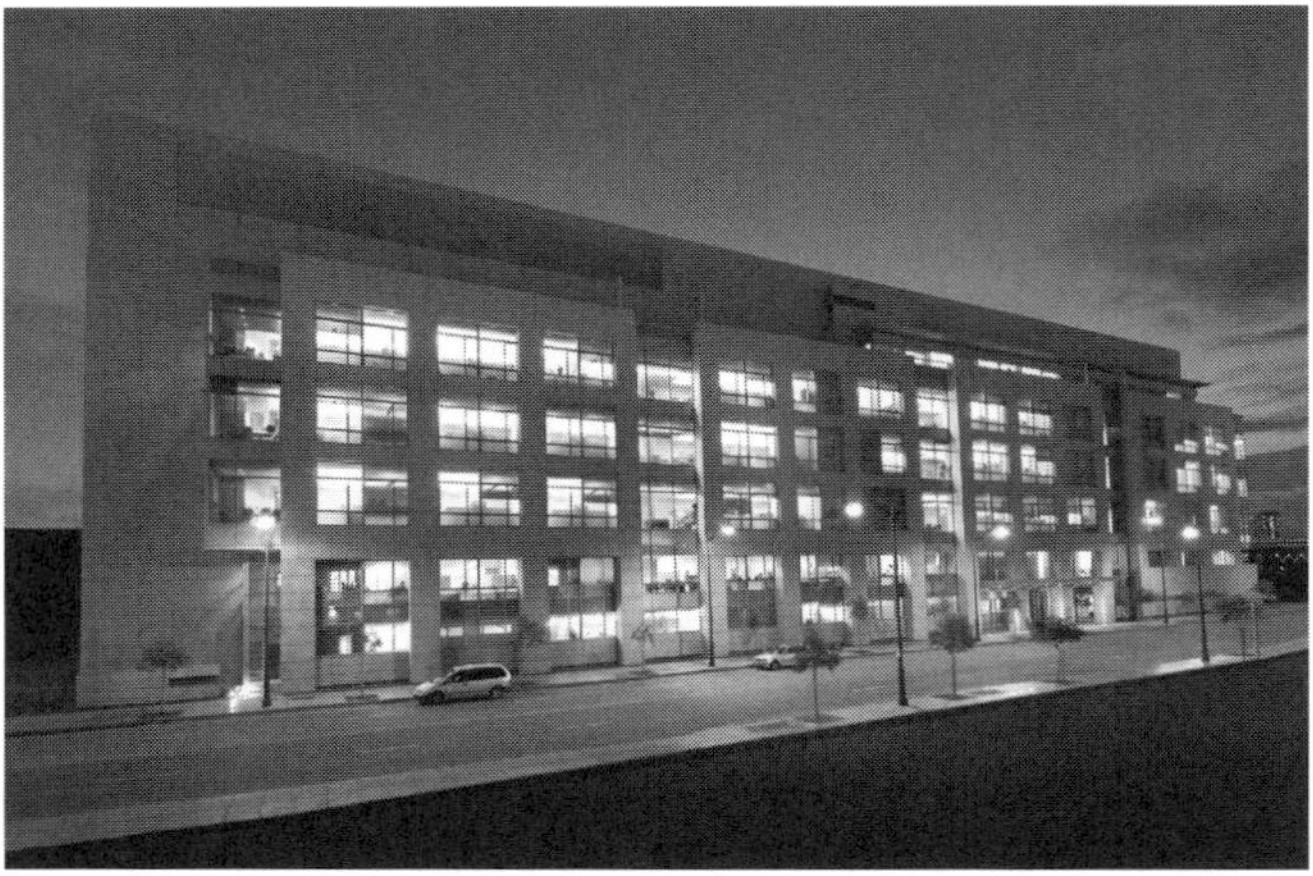

現在《げんざい》のグラッドストーン研究所《けんきゅうじょ》

昔《むかし》ぼくがトレーニングを受《う》けたグラッドストーン研究所《けんきゅうじょ》がモデルの一つであることはまちがいありません。ぼくが在籍《ざいせき》した一九九〇年《ねん》代《だい》、グラッドストーンと日本《にほん》の研究所《けんきゅうじょ》のシステムにそれほどちがいがあったわけではありません。ただし、研究者支援《けんきゅうしゃしえん》や、研究者同士《けんきゅうしゃどうし》が交流《こうりゅう》しやすい環境作《かんきょうづく》りの面《めん》では、グラッドストーンのほうが進《すす》んでいました。

二〇〇四年《ねん》にサンフランシスコ・ミッションベイの新《あたら》しいビルに移転《いてん》したグラッドストーンは、知的財産部《ちてきざいさんぶ》や広報部《こうほうぶ》の人材《じんざい》をきちんとそろえ、研究者《けんきゅうしゃ》への支援《しえん》も充実《じゅうじつ》させています。研究所《けんきゅうじょ》の構造《こうぞう》も、以前《いぜん》とちがって、実験《じっけん》スペースを複数《ふくすう》の研究者《けんきゅうしゃ》が共有《きょうゆう》するオープンラボになっています。グラッドストーンを目《ま》の当《あ》たりにして、いいところは取《と》り入《い》れたいと考《かんが》えました。ただ、グラッドストーンだけではなく、イギリス、シンガポールなどの研究所《けんきゅうじょ》も参考《さんこう》にしています。

——CiRA《サイラ》のオープンラボは山中先生《やまなかせんせい》の「強《つよ》い要望《ようぼう》」で実現《じつげん》されたそうですが、反対《はんたい》意見《いけん》もあるんですか？

日本《にほん》の研究者《けんきゅうしゃ》は教授《きょうじゅ》になったら一国一城《いっこくいちじょう》の主《あるじ》として研究室《けんきゅうしつ》に君臨《くんりん》するのが当《あ》たり前《まえ》と考《かんが》えている部分《ぶぶん》があると思《おも》います。CiRA《サイラ》の場合《ばあい》、教授室《きょうじゅしつ》はズラリと横《よこ》に並《なら》んでいて、独立国《どくりつこく》というよりは共和国《きょうわこく》みたいな感《かん》じです。そこに違和感《いわかん》を持《も》つ方《かた》もいらっしゃるかもしれません。しかし、採用《さいよう》の段階《だんかい》で、「CiRA《サイラ》はこうです」と伝《つた》えて、事前《じぜん》に確認《かくにん》してから来《き》てもらっています。

——オープンラボのデメリットはありますか？　研究《けんきゅう》を真似《まね》されるというような恐《おそ》れが

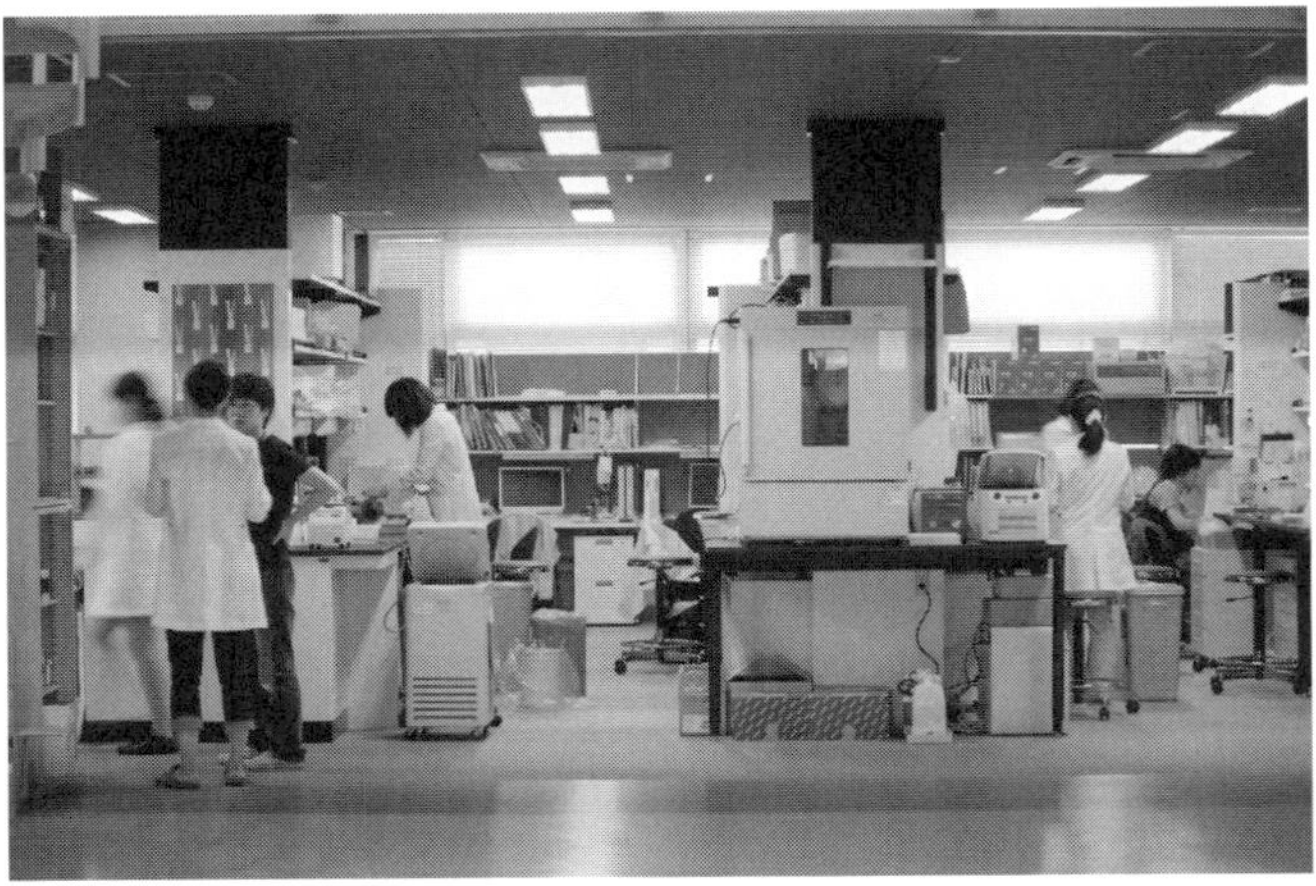
CiRA《サイラ》のオープンラボ

ありそうです。

ありますね。同《おな》じ研究所《けんきゅうじょ》、同《おな》じ大学《だいがく》の中《なか》で熾烈《しれつ》な競争《きょうそう》をしている研究者同士《けんきゅうしゃどうし》が、お互《たが》い口《くち》もきかないことがよくあります。しかし、オープンラボでそういう事態《じたい》が起《お》こったら悲惨《ひさん》です。そこでやはり採用《さいよう》の段階《だんかい》から、全員《ぜんいん》が協《きょう》力《りょく》体制《たいせい》をとれるように人選《じんせん》をしています。ほとんどのスタッフ、研究者《けんきゅうしゃ》を新《あたら》しく採用《さいよう》しましたが、そういうことができたのは新《あたら》しい研《けん》究所《きゅうじょ》だからこそでしょうね。

——オープンラボが新《あたら》しい研究所《けんきゅうじょ》の主流《しゅりゅう》になりつつあるのでしょうか？

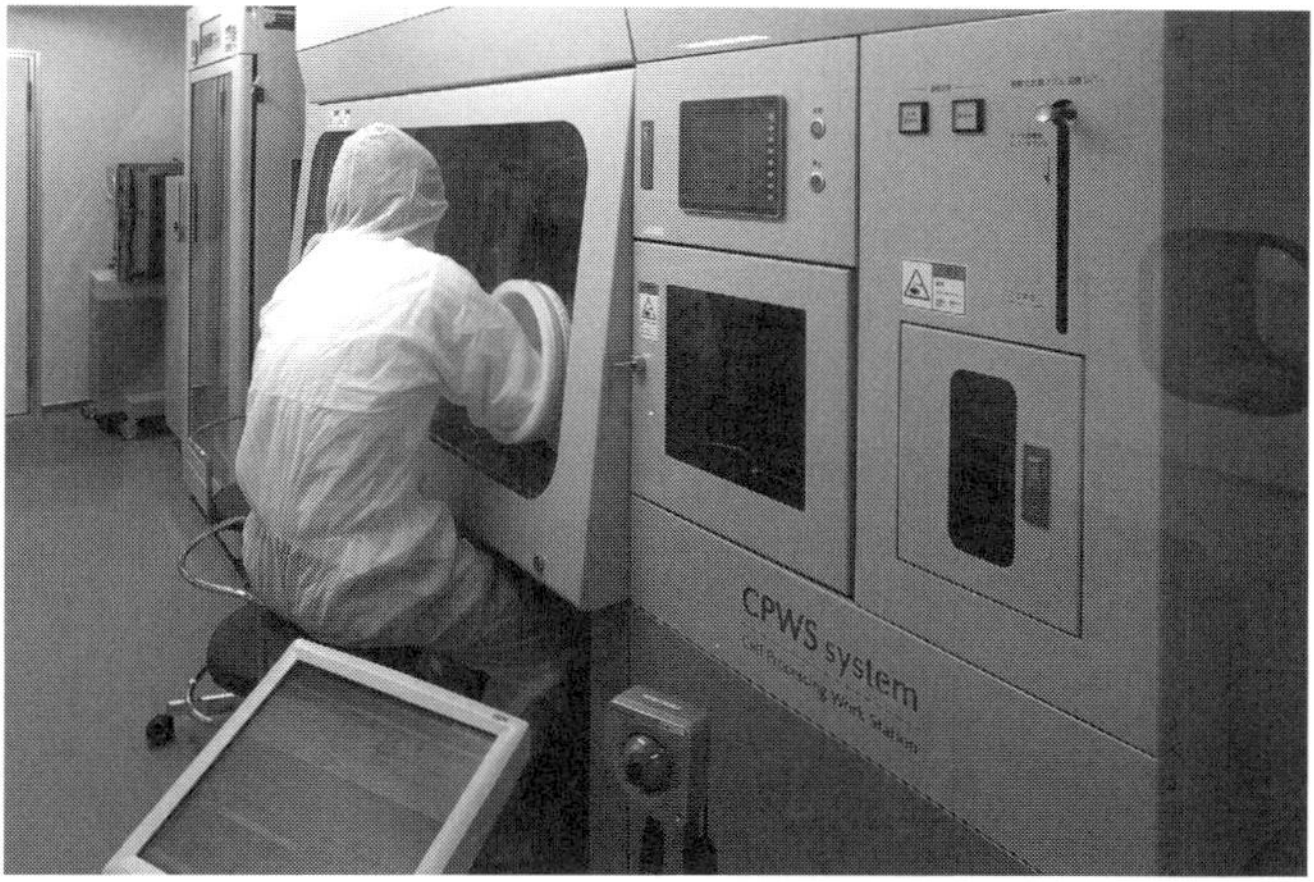

CiRA《サイラ》の細胞《さいぼう》調《ちょう》製《せい》施設《しせつ》。FiT《フィット》（Facility for iPS Cell Therapyの略《りゃく》）と呼《よ》ばれている。厳《きび》しい管理《かんり》のもと、ｉＰＳ細胞《アイピーエスさいぼう》の培養《ばいよう》がおこなわれている。

そうですね。昔《むかし》は一つの研究室《けんきゅうしつ》で、研《けん》究《きゅう》の始《はじ》めから終《お》わりまで完成《かんせい》させることができていました。ところがいまや一つの研《けん》究《きゅう》テーマを追究《ついきゅう》するにも、さまざまな専門《せんもん》技術《ぎじゅつ》が必要《ひつよう》で、とても一人《ひとり》の研究者《けんきゅうしゃ》ではできません。現在《げんざい》はそれぞれの技術《ぎじゅつ》の得意《とくい》な人《ひと》がグループを組《く》んで分業《ぶんぎょう》しながら研究《けんきゅう》を進《すす》める時代《じだい》です。それに非常《ひじょう》に高価《こうか》な装置《そうち》を一人《ひとり》で一台占有《だいせんゆう》することもできないので、高性能《こうせいのう》の装置《そうち》一台《だい》をみんなで共有《きょうゆう》して使《つか》うことになります。

コンピュータの世界《せかい》は、ユーザー一人一人《ひとりひとり》がハードウェア、ソフトウェア、データをすべて自分《じぶん》で管理《かんり》していた時代《じだい》から、ネットワークを介《かい》してさまざまなサービスをみんなで共有《きょうゆう》するクラウドコンピューティングの時代《じだい》に変《か》わりつつあります。こういう時代《じだい》の変化《へんか》にあわせて、研究《けんきゅう》スタイルも変《か》わりつつあります。

一日《いちにち》の過《す》ごし方《かた》

――典型的《てんけいてき》な一日《いちにち》の過《す》ごし方《かた》を教《おし》えてください。朝《あさ》は何時《なんじ》に起《お》きられますか?

六時《じ》ですね。七時《じ》過《す》ぎに家《いえ》を出《で》て、研究所《けんきゅうじょ》に着《つ》くのが八時半《じはん》から八時《じ》四〇分《ぷん》ぐらいです。

――大阪《おおさか》のご自宅《じたく》から京大《きょうだい》までは車《くるま》ですか?

いえ、電車《でんしゃ》です。電車《でんしゃ》の中《なか》だと、メールのチェックとか結構《けっこう》仕事《しごと》もできますから。英語《えいご》の勉強《べんきょう》もいまだに電車《でんしゃ》の中《なか》でしています。一生懸命《いっしょうけんめい》やってますよ。

――研究所《けんきゅうじょ》では実験《じっけん》をすることも？

ぼく自身《じしん》が実験《じっけん》に直接《ちょくせつ》たずさわることはいまはないですね。多《おお》いのはミーティングです。学生《がくせい》さんとのミーティングや、所長《しょちょう》もしているので、研究所《けんきゅうじょ》のスタッフとのミーティングもあります。お昼《ひる》は抜《ぬ》け出《だ》して走《はし》ったり、夕方走《ゆうがたはし》ったりもします。でも夜《よる》七時《じ》ぐらいには研究所《けんきゅうじょ》を出《で》て、八時過《じす》ぎには家《いえ》に帰《かえ》り着《つ》くようにしています。出張《しゅっちょう》も多《おお》いですね。東京《とうきょう》へ行《い》ったり。

――講演《こうえん》やシンポジウムに登壇《とうだん》される機会《きかい》も多《おお》そうですね。

シーズンにもよりますが、秋《あき》とか春《はる》は週《しゅう》一回《かい》はあるかもしれないですね。冬《ふゆ》や夏《なつ》はほとんど入《い》れていません。

――研究所《けんきゅうじょ》が完成《かんせい》するまでの忙《いそが》しい時期《じき》に比《くら》べると、落《お》ち着《つ》いたのでしょうか？

とても楽《らく》になりました。ぼくを助《たす》けてくれる人《ひと》がいっぱいいますから。月《つき》に一度《ど》はアメリカのグラッドストーン研究所《けんきゅうじょ》へ行《い》ってますから、それが大変《たいへん》といえば大変《たいへん》です。アメリカだけだったらまだ楽《らく》なんですが、ヨーロッパなどほかの国《くに》への出張《しゅっちょう》が入《はい》ると、かなりキツい状態《じょうたい》にはなってしまうんですけれども。

――グラッドストーンにも研究室《けんきゅうしつ》を構《かま》えていらっしゃるんですよね。月《つき》一回《かい》のアメリカは、どれくらい滞在《たいざい》されるんですか？

二泊《はく》くらいですね。時差《じさ》ボケが治《なお》る前《まえ》には帰途《きと》につきます。最初《さいしょ》、インターネットのテレビ電話《でんわ》も試《ため》したんですが、ぼくの場合《ばあい》は、直接相手《ちょくせつあいて》の顔《かお》を見《み》ないとダメでした。向《む》こうも、ボスが全然来《ぜんぜんこ》なくて、テレビ電話《でんわ》でときどき話《はな》すだけでは安心《あんしん》しないでしょうし。月《つき》にいっぺんでも顔《かお》を合《あ》わせるのと合《あ》わせないのでは、彼《かれ》らの精神状態《せいしんじょうたい》も全然《ぜんぜん》ちがうはずです。やっぱり物理的《ぶつりてき》に行《い》くのがいちばんです。

——夜《よる》は家《いえ》でゆっくりされるんですか？

いや、会食《かいしょく》も多《おお》いですね。研究室《けんきゅうしつ》のいろんなグループとの会食《かいしょく》や、対外的《たいがいてき》な研究者《けんきゅうしゃ》との会食《かいしょく》もあります。海外《かいがい》から来《こ》られるお客《きゃく》さんもかなりいらっしゃるので……。体調管《たいちょうかん》理《り》という意味《いみ》では大変《たいへん》です。

——お酒《さけ》も結構《けっこう》飲《の》まれるんですね？

お酒《さけ》も嫌《きら》いではないので飲《の》みます。ちょっと控《ひか》えるようにはしてるんですが。

研究者《けんきゅうしゃ》だけでは研究《けんきゅう》できない

——山中先生《やまなかせんせい》はいま、研究者《けんきゅうしゃ》であると同時《どうじ》に所長《しょちょう》として、研究所《けんきゅうじょ》のマネジメントにも携《たずさ》わっておられます。もともと「商売《しょうばい》は向《む》かない」ということでお父様《とうさま》から医師《いし》になるように勧《すす》められたそうですが、めぐりめぐって、いまでは、運営責任者《うんえいせきにんしゃ》あるいは経営者《けいえいしゃ》として

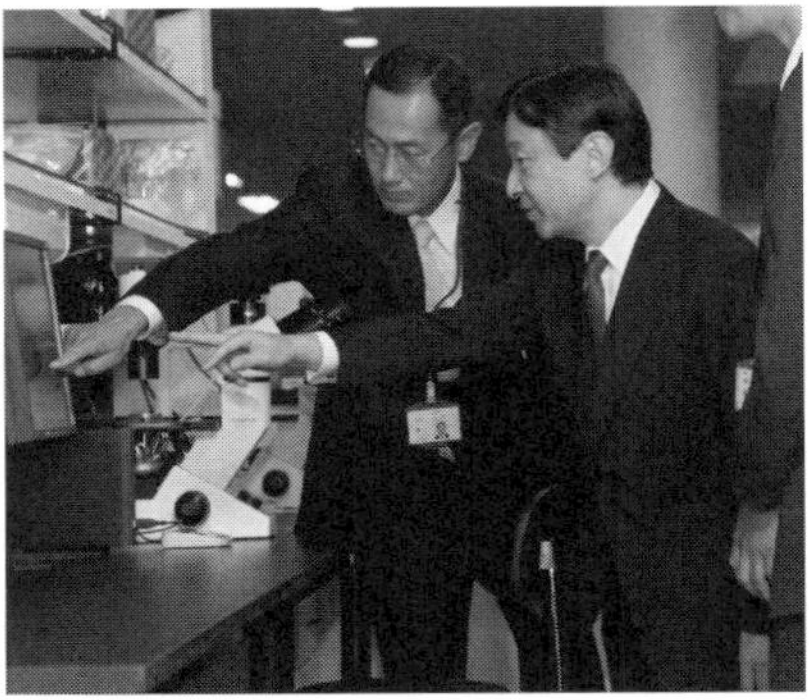
研究所《けんきゅうじょ》を訪《おとず》れた皇太子《こうたいし》さまと

も活動《かつどう》なさっている。研究者《けんきゅうしゃ》と経営者《けいえいしゃ》。ずいぶん質《しつ》のちがう仕事《しごと》だと思《おも》われますが、二つの立場《たちば》でどのようにバランスをとっておられますか？

研究者《けんきゅうしゃ》でもありつづけたいので、研究者《けんきゅうしゃ》と経営者《けいえいしゃ》の仕事《しごと》のバランスは、どちらに偏《かたよ》ってもダメで、五《ご》分《ぶ》五《ご》分《ぶ》を維持《いじ》したいと思《おも》っています。

ただし、自分《じぶん》で実験《じっけん》をするというのは、もはやありえません。論文執筆《ろんぶんしっぴつ》や研究《けんきゅう》の方向性《ほうこうせい》を決《き》めていくことで研究者《けんきゅうしゃ》でありつづけたいですね。

同時《どうじ》に、研究所《けんきゅうじょ》の運営《うんえい》*の仕事《しごと》も大切《たいせつ》です。国立大学法人《こくりつだいがくほうじん》の研究所《けんきゅうじょ》には、教員《きょういん》と事務職《じむしょく》員《いん》という二種類《しゅるい》の「正社員《せいしゃいん》」がいます。CiRA《サイラ》の場合《ばあい》、合計《ごうけい》二〇名《めい》（二〇一六年《ねん》三月一日《がっついたち》現在《げんざい》で三〇名《めい》）ほどです。一昔前《ひとむかしまえ》なら教員《きょういん》と事務職員《じむしょくいん》だけで研究開発《けんきゅうかいはつ》の大部分《だいぶぶん》ができたかもしれません。しかし、状況《じょうきょう》は大《おお》きく変《か》わりました。研究《けんきゅう》の成果《せいか》を実用化《じつようか》するには特《とく》許取得《きょしゅとく》が必要《ひつよう》で、知財専門家《ちざいせんもんか》が必須《ひっす》です。産学連携《さんがくれんけい》をはかるために、契約担当者《けいやくたんとうしゃ》もいる。研《けん》究成果《きゅうせいか》を一般《いっぱん》の方《かた》に発信《はっしん》するために広報専門者《こうほうせんもんしゃ》も必要《ひつよう》。厚生労働省《こうせいろうどうしょう》などの規制《きせい》に対応《たいおう》するための専門家《せんもんか》もいります。複雑化《ふくざつか》している実験機器《じっけんきき》を使《つか》いこなすには、経験豊《けいけんゆた》かな技術員《ぎじゅついん》も不可欠《ふかけつ》。秘書《ひしょ》の重要性《じゅうようせい》も高《たか》まるばかりです。CiRA《サイラ》には、こういった研究支援者《けんきゅうしえんしゃ》が活《かつ》躍《やく》しています。問題《もんだい》は、彼《かれ》らのほとんどは不安定《ふあんてい》な雇用《こよう》であるということ。多《おお》くは国《くに》からのプロジェクト研究費《けんきゅうひ》で雇用《こよう》されています。三年《ねん》とか五年《ねん》の期限付《きげんつ》きの研究費《けんきゅうひ》で雇用《こよう》されている方《かた》たちが一八〇名《めい》（二〇一六年《ねん》三月一日現在《がっついたちげんざい》で二一〇名《めい》）います。彼《かれ》らを、いかに一〇年単位《ねんたんい》できちんと雇用《こよう》していけるか、さらには「正社員《せいしゃいん》」として雇用《こよう》していけるかが、いま、ぼくにとって最大《さいだい》の課題《かだい》です。一つの方法《ほうほう》として、iPS細胞研究基金《アイピーエスさいぼうけんきゅうききん》を創設《そうせつ》して、広《ひろ》く一般《いっぱん》の方々《かたがた》にご支援《しえん》を呼《よ》びかけています（最終《さいしゅう》ページ参照《さんしょう》）。

＊研究所《けんきゅうじょ》の運営《うんえい》
研究所《けんきゅうじょ》の予算執行額《よさんしっこうがく》の約《やく》九割《わり》は、期限付《きげんつ》きの競争的資金《きょうそうてきしきん》が占《し》めており、年度《ねんど》により変動《へんどう》する不安定《ふあんてい》な財源《ざいげん》によって運営《うんえい》されている。優秀《ゆうしゅう》な人材《じんざい》を将来《しょうらい》もつなぎとめ、研究活動《けんきゅうかつどう》を継続《けいぞく》するため、CiRA《サイラ》では寄付《きふ》をつのっている。山中《やまなか》さんが京都《きょうと》マラソンを走《はし》ったのは、「iPS細胞研究基金《アイピーエスさいぼうけんきゅうききん》」への寄付《きふ》を呼《よ》びかけるためでもあった。

医師《いし》である誇《ほこ》り
――重圧《じゅうあつ》を感《かん》じることはありますか？

もちろん重圧《じゅうあつ》はあります。東日本大震災《ひがしにほんだいしんさい》があり、日本《にほん》の経済《けいざい》も決《けっ》していいとはいえない状況《じょうきょう》の中《なか》、ＣｉＲＡ《サイラ》は毎年数十億円《まいとしすうじゅうおくえん》もの血税《けつぜい》を使《つか》わせて頂《いただ》いているのですから、成果《せいか》を上《あ》げて社会《しゃかい》に還元《かんげん》する使命《しめい》がぼくらにはあります。

しかし、一年《ねん》や二年《ねん》で、ｉＰＳ《アイピーエス》細胞《さいぼう》の技術《ぎじゅつ》を患者《かんじゃ》さんに直接使《ちょくせつつか》ってもらえるようになるわけではありません。その段階《だんかい》にいたるまでには、一〇年《ねん》から二〇年《ねん》かかると見《み》ています。ぼくの使命《しめい》は、マラソンと同《おな》じように、患者《かんじゃ》さんにこの技術《ぎじゅつ》を届《とど》けるまで、バテずに走《はし》りつづけることだと思《おも》っています。

マラソンは体《からだ》も使《つか》いますが、頭《あたま》もたくさん使《つか》います。一年《ねん》だけがんばってぱたっと倒《たお》れたのでは、ぼく自身《じしん》にとっても研究所《けんきゅうじょ》にとっても意味《いみ》がありません。最低《さいてい》でも一〇年《ねん》、いかに走《はし》りつづけられるか。研究《けんきゅう》についても考《かんが》えていますが、それと同時《どうじ》に、雇用《こよう》の面《めん》も含《ふく》めて、走《はし》りきることのできる体制作《たいせいづく》りについても毎日考《まいにちかんが》えています。

――研究者《けんきゅうしゃ》が背負《せお》うには重《おも》すぎる重圧《じゅうあつ》のようにも思《おも》えます。

いや、iPS細胞《アイピーエスさいぼう》という技術《ぎじゅつ》と出会《であ》ってしまったので、当然《とうぜん》のことだと思《おも》います。それこそ、「なんで自分《じぶん》がこんな目《め》に遭《あ》わなあかんのか」っていいたくなるのは、ALS《エーエルエス》などの難病《なんびょう》を患《わずら》う方《かた》たちのほうだと思《おも》います。ぼくはマラソンも走《はし》れるし、お酒《さけ》も飲《の》ませてもらっているわけだから、彼《かれ》らの苦《くる》しみとぼくの苦《くる》しみはまったく次元《じげん》がちがいます。でも、ぼくらががんばったら、彼《かれ》らの苦《くる》しみを少《すこ》しでも減《へ》らせる可能性《かのうせい》がある。

臨床医《りんしょうい》の道《みち》から離《はな》れて研究者《けんきゅうしゃ》になってから、患者《かんじゃ》さんと接《せっ》する機会《きかい》はほとんどありませんでした。ところがいまのような研究所《けんきゅうじょ》の所長《しょちょう》という立場《たちば》になると、臨床医《りんしょうい》のころでさえ出会《であ》わなかった重《おも》い難病《なんびょう》の患者《かんじゃ》さんや、そのご家族《かぞく》の方《かた》たちによく会《あ》います。そういう意味《いみ》では、自分《じぶん》たちがなんのために研究《けんきゅう》をしているのかを再確認《さいかくにん》する機会《きかい》がたくさんあるのです。

たしかに重圧《じゅうあつ》もあるし、逃《に》げ出《だ》したくなるときもあります。でも、本当《ほんとう》に苦《くる》しんでいる方《かた》たちやそのご家族《かぞく》の方《かた》たちが、「健康《けんこう》に気《き》をつけて、研究《けんきゅう》をがんばってください」といって、ぼくらの体《からだ》を気遣《きづか》ってくれるのです。その気持《きも》ちがありがたいし、逆《ぎゃく》にこの仕事《しごと》をさせてもらえることに幸《しあわ》せを感《かん》じています。

いちばん辛《つら》かったのは、基礎研究《きそけんきゅう》の世界《せかい》に身《み》を投《とう》じた後《あと》、自分《じぶん》の研究《けんきゅう》が本当《ほんとう》に人《ひと》の役《やく》に立《た》つのか、なんの意味《いみ》があるのかわからなくなった時期《じき》です。悶々《もんもん》として苦《くる》しんでいました。そのころは臨床医《りんしょうい》に戻《もど》りたいと思《おも》っていたんです。でもいまは戻《もど》りたいとは思《おも》いません。臨床医《りんしょうい》に戻《もど》っても、ぼくがこれまで出会《であ》った難病《なんびょう》の方《かた》たちは治《なお》せませんから。

ぼくの父《ちち》は、息子《むすこ》が臨床医《りんしょうい》になったことをとても喜《よろこ》んで死《し》んでいきました。ぼくは医師《いし》であるということにいまでも強《つよ》い誇《ほこ》りを持《も》っています。臨床医《りんしょうい》としてはほとんど役《やく》に立《た》たなかったけれど、医師《いし》になったからには、最期《さいご》は人《ひと》の役《やく》に立《た》って死《し》にたいと思《おも》っています。父《ちち》にもう一度《いちど》会《あ》う前《まえ》に、是非《ぜひ》、iPS細胞《アイピーエスさいぼう》の医学応用《いがくおうよう》を実現《じつげん》させたいのです。

あとがき

iPS細胞《アイピーエスさいぼう》の未来《みらい》

緑《みどり》 慎也《しんや》

本書《ほんしょ》の単行本《たんこうぼん》が刊行《かんこう》されてから五年《ねん》、iPS細胞研究《アイピーエスさいぼうけんきゅう》は、ノーベル賞受賞《しょうじゅしょう》の前《まえ》と変《か》わらず、いや、それ以上《いじょう》にスピードを上《あ》げて前進《ぜんしん》しつつある。

二〇一三年夏《ねんなつ》、理化学研究所《りかがくけんきゅうしょ》（理研《りけん》）の高橋政代《たかはしまさよ》プロジェクトリーダーを中心《ちゅうしん》とするグループは、目《め》の難病《なんびょう》「加齢黄斑変性《かれいおうはんへんせい》」を対象《たいしょう》に、世界初《せかいはつ》のiPS細胞《アイピーエスさいぼう》を使《つか》った臨床研究《りんしょうけんきゅう》をはじめた。翌年《よくとし》九月《がつ》には、この病気《びょうき》を患《わずら》う、兵庫県在住《ひょうごけんざいじゅう》の七〇代女性《だいじょせい》に、iPS細胞《アイピーエスさいぼう》から作製《さくせい》した網膜《もうまく》の細胞《さいぼう》を移植《いしょく》する手術《しゅじゅつ》が行《おこな》われた。一年経《ねんた》った二〇一五年《ねん》一〇月《がつ》、高橋氏《たかはしし》らは記者会見《きしゃかいけん》を行《おこな》い、一例目《れいめ》の患者《かんじゃ》の経過《けいか》は良好《りょうこう》と発表《はっぴょう》。視力《しりょく》の低下《ていか》が抑《おさ》えられ、懸念《けねん》されたがんの形成《けいせい》も見《み》られないという。

これを皮切《かわき》りに、様々《さまざま》な疾患《しっかん》に対《たい》して、iPS細胞《アイピーエスさいぼう》を用《もち》いた臨床研究《りんしょうけんきゅう》や臨床試験《りんしょうしけん》（治験《ちけん》）が二〇一六年以降《ねんいこう》、開始《かいし》される予定《よてい》だ。CiRA《サイラ》（京都大学iPS細胞研究所《きょうとだいがくアイピーエスさいぼうけんきゅうじょ》）の高橋淳《たかはしじゅん》教授《きょうじゅ》らはパーキンソン病《びょう》（二〇一六〜一七年《ねん》）、同《おな》じくCiRA《サイラ》の江藤浩之《えとうこうじ》教授《きょうじゅ》らは血小板《けっしょうばん》の作製《さくせい》（二〇一六〜一七年《ねん》）、大阪大学《おおさかだいがく》の澤芳樹《さわよしき》教授《きょうじゅ》らは重症心不全《じゅうしょうしんふぜん》（二〇一七年《ねん》）、慶應大学《けいおうだいがく》の岡野栄之《おかのひでゆき》教授《きょうじゅ》らは脊髄損傷《せきずいそんしょう》（二〇一七年《ねん》）の臨床研究《りんしょうけんきゅう》・臨床試験《りんしょうしけん》の開始《かいし》を目指《めざ》す。

ここで重要《じゅうよう》な役割《やくわり》を果《は》たすと期待《きたい》されているのが、CiRA《サイラ》が進《すす》めるiPS《アイピーエス》細胞《さいぼう》ストック事業《じぎょう》だ。本文中《ほんぶんちゅう》でも説明《せつめい》されているが、その目的《もくてき》は、本人以外《ほんにんいがい》の人《ひと》に移植《いしょく》しても免疫《めんえき》拒絶反応《きょぜつはんのう》を起《お》こしにくく、高品質《こうひんしつ》な細胞《さいぼう》を作《つく》り置《お》きしておき、iPS細胞作製《アイピーエスさいぼうさくせい》にかかるお金《かね》と時間《じかん》を節約《せつやく》すること。この事業《じぎょう》はすでに稼働《かどう》しており、二〇一五年夏《ねんなつ》には提供《ていきょう》が開始《かいし》された。先《さき》ほど挙《あ》げた臨床研究《りんしょうけんきゅう》・臨床試験《りんしょうしけん》でも、iPS細胞《アイピーエスさいぼう》ストックから提供《ていきょう》される細胞《さいぼう》が利用《りよう》される予定《よてい》だ。

創薬分野《そうやくぶんや》でもiPS細胞《さいぼう》の利用《りよう》が進《すす》んでいる。

CiRA《サイラ》の井上治久《いのうえはるひさ》教授《きょうじゅ》は、二〇一二年《ねん》八月《がつ》にiPS細胞《アイピーエスさいぼう》を使《つか》ってALS《エーエルエス》（筋萎縮性側索硬化症《きんいしゅくせいそくさくこうかしょう》）の病態《びょうたい》モデルの作製《さくせい》に成功《せいこう》し、薬《くすり》の候補《こうほ》を見《み》つけた。二〇一三年《ねん》二月《がつ》には、アルツハイマー病《びょう》でも病態《びょうたい》モデルを作製《さくせい》し、薬《くすり》の候補《こうほ》も見《み》つけている。私《わたし》はその年《とし》の夏《なつ》に井上教授《いのうえきょうじゅ》（当時《とうじ》は准教授《じゅんきょうじゅ》）を取材《しゅざい》した。井上教授《いのうえきょうじゅ》によると、一口《ひとくち》にアルツハイマー病《びょう》といってもいろいろなタイプがあり、それぞれのタイプによって効《き》く薬《くすり》が違《ちが》うらしい。

「これまで臨床《りんしょう》試験《しけん》をすると、薬《くすり》がよく効《き》く『レスポンダー』と、あまり効《き》かない『ノンレスポンダー』がいることが経験的《けいけんてき》に知《し》られていましたが、どうしてそのような違《ちが》いが見《み》られるのかわかっていませんでした。（略《りゃく》）iPS細胞《アイピーエスさいぼう》を使《つか》って、この二つを前《まえ》もって区別《くべつ》し、効果《こうか》や副作用《ふくさよう》を調《しら》べることができれば、創薬《そうやく》の大幅《おおはば》なコストダウンを期待《きたい》できます」

（「文藝春秋《ぶんげいしゅんじゅう》」二〇一三年《ねん》一〇月号《がつごう》より）

iPS細胞《アイピーエスさいぼう》は、新薬《しんやく》の探索《たんさく》だけでなく、すでに普及《ふきゅう》している薬《くすり》に別《べつ》の効能《こうのう》を見《み》つけたり、過去《かこ》に製品化《せいひんか》されないまま没《ぼつ》になった候補薬《こうほやく》を掘《ほ》り起《お》こすのにも役《やく》に立《た》つ。

二〇一四年《ねん》九月《がつ》には、CiRA《サイラ》で、軟骨疾患《なんこつしっかん》を研究《けんきゅう》する妻木範行《つまきのりゆき》教授《きょうじゅ》らが、非常《ひじょう》に興味深《きょうみぶか》い研究成果《けんきゅうせいか》を発表《はっぴょう》した。これによると、高《こう》コレステロール血症治療薬《けっしょうちりょうやく》として現在世界中《げんざいせかいじゅう》で毎日《まいにち》四〇〇〇万人《まんにん》が服用《ふくよう》しているとされるスタチンに、難病《なんびょう》の軟骨無形成症《なんこつむけいせいしょう》（軟骨《なんこつ》が十分《じゅうぶん》に形成《けいせい》されず低身長《ていしんちょう》を示《しめ》す）や、タナトフォリック骨異形成症《こついけいせいしょう》（肋骨《ろっこつ》などが正常《せいじょう》に形成《けいせい》されず呼吸障害《こきゅうしょうがい》などを示《しめ》す）の症状《しょうじょう》を抑《おさ》える効能《こうのう》があるという（ちなみにスタチンの発見者《はっけんしゃ》は、日本《にほん》の遠藤章《えんどうあきら》東京農工大学《とうきょうのうこうだいがく》特別栄誉教授《とくべつえいよきょうじゅ》）。

ここで紹介《しょうかい》した薬《くすり》の効果《こうか》は、いずれもマウスやヒトの細胞《さいぼう》で確認《かくにん》されただけで、人体《じんたい》レベルでも効果《こうか》があるのか、効果《こうか》があるとして、どの程度《ていど》の用量《ようりょう》なら有効《ゆうこう》か、副作用《ふくさよう》はどうかなど検討《けんとう》すべき課題《かだい》はたくさんある。その点《てん》、注意《ちゅうい》は必要《ひつよう》だが、現在《げんざい》、iPS《アイピーエス》細胞《さいぼう》を使《つか》い、様々《さまざま》な病態《びょうたい》モデルが作《つく》られつつある。薬《くすり》の開発《かいはつ》が今後《こんご》ますます活発《かっぱつ》になることは間違《まちが》いない。

二〇一五年《ねん》一二月《がつ》、CiRA《サイラ》は、国内《こくない》で最大《さいだい》の売上高《うりあげだか》を誇《ほこ》る製薬会社《せいやくがいしゃ》、武田薬品工業《たけだやくひんこうぎょう》とかつてない規模《きぼ》の共同研究《きょうどうけんきゅう》をはじめた。武田《たけだ》が投《とう》じる研究費《けんきゅうひ》は、一〇年間《ねんかん》で二〇〇億《おく》円《えん》。武田《たけだ》の湘南研究所《しょうなんけんきゅうしょ》を拠点《きょてん》に、それぞれが研究者《けんきゅうしゃ》を五〇人《にん》ずつ出《だ》し合《あ》って、iPS《アイピーエス》細胞《さいぼう》を使《つか》った創薬《そうやく》に取《と》り組《く》む。大学《だいがく》と企業《きぎょう》がそれぞれの資源《しげん》を共有《きょうゆう》して、iPS《アイピーエス》細胞《さいぼう》技術《ぎじゅつ》の臨床応用《りんしょうおうよう》を加速《かそく》させるとともに、高騰化《こうとうか》しがちな新薬《しんやく》の価格《かかく》を抑《おさ》えるのが山中教授《やまなかきょうじゅ》の狙《ねら》いだ。

山中教授《やまなかきょうじゅ》は、「研究者《けんきゅうしゃ》として、また人間《にんげん》として成功《せいこう》するにはビジョンとハードワークが必要《ひつよう》で、どちらが欠《か》けてもダメだ」「日本人《にほんじん》はハードワークが得意《とくい》（略《りゃく》）しかし、いつのまにか目的《もくてき》を見失《みうしな》い、なんのために働《はたら》いているのかわからない状態《じょうたい》に陥《おちい》ってしまう。ぼく自身《じしん》にもそういう自覚《じかく》があった」(50〜51ページ)ということをアメリカ留学中《りゅうがくちゅう》に学《まな》んだという。

二〇一五年《ねん》四月《がつ》、山中教授《やまなかきょうじゅ》は、CiRA《サイラ》のビジョンとして、「二〇三〇年《ねん》までの目標《もくひょう》」の新《あら》たな四項目《こうもく》を発表《はっぴょう》した。

〈1〉iPS《アイピーエス》細胞《さいぼう》ストックを柱《はしら》とした再生医療《さいせいいりょう》の普及《ふきゅう》
〈2〉iPS《アイピーエス》細胞《さいぼう》による個別化医薬《こべつかいやく》の実現《じつげん》と難病《なんびょう》の創薬《そうやく》
〈3〉iPS《アイピーエス》細胞《さいぼう》を利用《りよう》した新《あら》たな生命科学《せいめいかがく》と医療《いりょう》の開拓《かいたく》
〈4〉日本最高《にほんさいこう》レベルの研究《けんきゅう》支援体制《しえんたいせい》と研究環境《けんきゅうかんきょう》の整備《せいび》

それぞれの項目《こうもく》の意図《いと》について、CiRA《サイラ》のホームページでは次《つぎ》のように説明《せつめい》されている。

「1つ目《め》の目標《もくひょう》は、現在構築中《げんざいこうちくちゅう》のiPS《アイピーエス》細胞《さいぼう》ストックにより再生医療《さいせいいりょう》をより広《ひろ》く推進《すいしん》することを目指《めざ》します。iPS細胞《アイピーエスさいぼう》ストックは予《あらかじ》め移植《いしょく》に適《てき》したiPS細胞《アイピーエスさいぼう》を備蓄《びちく》する計《けい》画《かく》で、患者《かんじゃ》さんご自身《じしん》からiPS細胞《アイピーエスさいぼう》を作製《さくせい》するのと比《くら》べて、短時間《たんじかん》で必要《ひつよう》な細胞《さいぼう》を供給《きょうきゅう》し、費用《ひよう》を抑《おさ》えることができると考《かんが》えています。

2つ目《め》の目標《もくひょう》は、患者《かんじゃ》さんそれぞれで効果《こうか》のある薬《くすり》を予測《よそく》、検討《けんとう》できるような個別化医《こべつかい》薬《やく》の実現《じつげん》や、既存薬《きそんやく》などを利用《りよう》した難病《なんびょう》の治療薬開発《ちりょうやくかいはつ》を目指《めざ》します。

3つ目《め》の目標《もくひょう》は、iPS細胞《アイピーエスさいぼう》を道具《どうぐ》として用《もち》いることにより、新《あたら》しい生命科学《せいめいかがく》の知見《ちけん》を見出《みいだ》し、医療《いりょう》の分野《ぶんや》へ応用《おうよう》することを考《かんが》えています。また、萌芽的《ほうがてき》なアイディアの段階《だんかい》で、時間《じかん》がかかることが見込《みこ》まれますが、新《あたら》しい概念《がいねん》の治療法《ちりょうほう》や薬《くすり》の開発《かいはつ》を目指《めざ》します。

4つ目《め》の目標《もくひょう》は、CiRA《サイラ》の組織《そしき》に関《かん》することで、上記《じょうき》の3つの目標《もくひょう》を達成《たっせい》するためにも欠《か》かせない要素《ようそ》と考《かんが》えています。これまで構築《こうちく》してきた研究支援体制《けんきゅうしえんたいせい》をより一層充《いっそうじゅう》実《じつ》させ、さらなる研究環境《けんきゅうかんきょう》の整備《せいび》をはかっていきます」

京都大学《きょうとだいがく》の附置研究所《ふちけんきゅうじょ》としてiPS細胞研究所《アイピーエスさいぼうけんきゅうじょ》（CiRA《サイラ》）が二〇一〇年《ねん》四月《がつ》に設立《せつりつ》されたとき、山中教授《やまなかきょうじゅ》が掲《かか》げた「二〇二〇年《ねん》までの目標《もくひょう》」は、「基盤技術《きばんぎじゅつ》の確立《かくりつ》、知財確《ちざいかく》保《ほ》」「再生医療用《さいせいいりょうよう》iPS細胞《アイピーエスさいぼう》ストックの構築《こうちく》」「前臨床試験《ぜんりんしょうしけん》から臨床試験《りんしょうしけん》へ（パーキンソン病《びょう》、糖尿病《とうにょうびょう》、血液疾患《けつえきしっかん》など）」「患者《かんじゃ》さん由来《ゆらい》iPS細胞《アイピーエスさいぼう》による治療薬開発《ちりょうやくかいはつ》（難病《なんびょう》、希少疾患《きしょうしっかん》など）」の四つだった。これらの達成《たっせい》の目途《めど》が立《た》ったことから、次《つぎ》の一〇年《ねん》の長期目標《ちょうきもくひょう》として策定《さくてい》されたのが、「二〇三〇年《ねん》までの目標《もくひょう》」の四項目《こうもく》である。

さらにその先《さき》、iPS細胞《アイピーエスさいぼう》は医療《いりょう》をどう変《か》えているだろうか。私《わたし》は、二〇一三年末《ねんまつ》、山中教授《やまなかきょうじゅ》を取材《しゅざい》して、「二〇年後《ねんご》のiPS細胞《アイピーエスさいぼう》」をテーマに話《はなし》をうかがった。その中《なか》で、山中教授《やまなかきょうじゅ》は次《つぎ》のような未来像《みらいぞう》を語《かた》ってくれた。

「今《いま》、設計図《せっけいず》から複雑《ふくざつ》な立体物《りったいぶつ》を簡単《かんたん》に作製《さくせい》できる３Ｄ《スリーディー》プリンターの技術《ぎじゅつ》が劇的《げきてき》に進《すす》みつつありますから、二〇年後《ねんご》、３Ｄ《スリーディー》プリンターによる臓器《ぞうき》づくりも、あながち夢《ゆめ》とは言《い》えないと思《おも》います。iPS細胞《アイピーエスさいぼう》などの幹細胞《かんさいぼう》から分化《ぶんか》させたさまざまな種類《しゅるい》の細胞《さいぼう》を、３Ｄ《スリーディー》プリンターで適切《てきせつ》な場所《ばしょ》に配置《はいち》していって臓器《ぞうき》を作《つく》りあげるのです。

体内《たいない》で直接《ちょくせつ》、病《や》んだ組織《そしき》を再生《さいせい》する技術《ぎじゅつ》も、二〇年後《ねんご》には実用化《じつようか》しているかもしれません。私《わたし》がかつて留学《りゅうがく》していたアメリカのグラッドストーン研究所《けんきゅうじょ》の研究者《けんきゅうしゃ》は一昨年《おととし》（引用者注《いんようしゃちゅう》：二〇一二年《ねん》）、心筋梗塞《しんきんこうそく》で拍動《はくどう》しなくなったマウスの心臓《しんぞう》の瘢痕組織《はんこんそしき》に三つの遺伝《いでん》子《し》を注入《ちゅうにゅう》して、心筋細胞《しんきんさいぼう》に変《か》えることに成功《せいこう》しました。究極《きゅうきょく》の再生医療《さいせいいりょう》は、患者《かんじゃ》さん自身《じしん》に備《そな》わっている再生能力《さいせいのうりょく》を高《たか》めて、病気《びょうき》を治《なお》すことです。体内《たいない》に直接《ちょくせつ》、遺伝子《いでんし》を注《ちゅう》入《にゅう》するか、薬《くすり》を投与《とうよ》することで、人間《にんげん》もイモリやプラナリアのような再生能力《さいせいのうりょく》を持《も》つことができれば、それが一番《いちばん》いいわけです」（「文藝春秋《ぶんげいしゅんじゅう》」二〇一四年《ねん》二月号《がつごう》より）

3D《スリーディー》プリンターによる臓器作製《ぞうきさくせい》、イモリやプラナリアのような再生能力《さいせいのうりょく》の獲得《かくとく》。iP《アイピー》S細胞《エスさいぼう》が誕生《たんじょう》した二〇〇六年《ねん》には思《おも》いもよらなかった未来《みらい》が今《いま》、拓《ひら》けつつあるのだ。

ところで、iPS細胞研究《アイピーエスさいぼうけんきゅう》の進歩《しんぽ》とともに、山中教授《やまなかきょうじゅ》のマラソンの記録《きろく》も年々《ねんねん》によくなっている。二〇一一年大阪《ねんおおさか》マラソン四時間《じかん》二九分《ふん》五三秒《びょう》が、二〇一二年京都《ねんきょうと》マラソンでは四時間《じかん》三分《ぷん》一九秒《びょう》と大幅《おおはば》に記録《きろく》が縮《ちぢ》められた。二〇一五年京都《ねんきょうと》マラソンでは三時間《じかん》五七分《ふん》三一秒《びょう》と、ついに四時間《じかん》を切《き》り、それから八ヵ月後《ご》に開催《かいさい》された大阪《おおさか》マラソンでは、さらに記録《きろく》を三〇秒縮《びょうちぢ》めた（三時間五七分《ふん》一秒《びょう》）。四時間《じかん》をはじめて切《き》った京都《きょうと》マラソンのゴール後《ご》、会見《かいけん》に臨《のぞ》んだ山中教授《やまなかきょうじゅ》は、「研究《けんきゅう》でも地道《じみち》に完走《かんそう》を目指《めざ》したい」と語《かた》った。

長《なが》い道《みち》のりをペース配分《はいぶん》を考《かんが》えつつ、最速記録《さいそくきろく》を目指《めざ》して駆《か》ける山中教授《やまなかきょうじゅ》とiPS細胞《アイピーエスさいぼう》研究《けんきゅう》。ゴールに見《み》えるのは、難病《なんびょう》に苦《くる》しんできた患者《かんじゃ》たちの笑顔《えがお》だ。

山中伸弥

1962年大阪市生まれ。神戸大学医学部卒業、大阪市立大学大学院医学研究科修了(博士)。米国グラッドストーン研究所博士研究員、京都大学再生医科学研究所教授などを経て、2010年4月から京都大学iPS細胞研究所所長。2006年、胚性幹(ES)細胞と異なり、受精卵を用いず体中の細胞に分化する可能性を持つ人工多能性幹(iPS)細胞をマウスの皮膚細胞から作製したと発表。2007年にはヒトの皮膚細胞からiPS細胞を樹立したと発表した。2012年、ノーベル生理学・医学賞を受賞。

緑 慎也

1976年大阪市生まれ。著書に『消えた伝説のサル ベンツ』(ポプラ社)、単行本構成に『戸塚教授の「科学入門」』(戸塚洋二・講談社)、『がん 生と死の謎に挑む』(立花隆、NHKスペシャル取材班・文藝春秋)など。

講談社+α《プラスアルファ》新書 **770-1 B**

ふりがな付

山中伸弥《やまなかしんや》先生《せんせい》に、人生《じんせい》とiPS《アイピーエス》細胞《さいぼう》について聞《き》いてみた

山中伸弥《やまなかしんや》 ©Shinya Yamanaka 2017

聞き手・緑《みどり》 慎也《しんや》 ©Shinya Midori 2017

2017年 7 月20日第1刷発行
2021年 6 月28日第7刷発行

発行者―――― **鈴木章一**

発行所―――― **株式会社 講談社**
東京都文京区音羽2-12-21 〒112-8001
電話 編集(03)5395-3522
販売(03)5395-4415
業務(03)5395-3615

デザイン―――― **鈴木成一デザイン室**

カバー写真―――― **朝井豊**

カバー印刷―――― **共同印刷株式会社**

印刷―――― **豊国印刷株式会社**

製本―――― **株式会社国宝社**

本文組版―――― **朝日メディアインターナショナル株式会社**

Printed in Japan
ISBN978-4-06-220767-6

iPS細胞研究基金へのご支援のお願い

～すべては一日も早い医療応用のために～

山中伸弥教授が所長を務める京都大学iPS細胞研究所では、iPS細胞に関わる基礎研究から応用研究まで実施できる研究環境を整備し、研究の加速化を図っています。iPS細胞研究の成果を一日も早く医療応用に結びつけ、社会に還元するためには、優秀な人材の確保や知的財産権の取得が必要で、安定的な研究費や運営費が欠かせません。そこで、多くの方々からご支援を賜りたく、2009年4月に京都大学基金「iPS細胞研究基金」を創設しました。基金の詳細および寄付のお申込みは、下記の問い合わせ先をご覧ください。

● **ご寄付の方法**

以下の２つの方法で、ご寄付を受け付けています。

振込用紙お取り寄せ専用フリーダイヤル

0120-80《ハシレ》-87《ヤマナカ》48《シンヤ》

京都大学基金ウェブサイト

iPS基金　検索

京都大学 iPS細胞研究所　iPS細胞研究基金事務局　〒606-8507　京都市左京区聖護院川原町53